A COMER SE HA DICHO

CATI PALOU

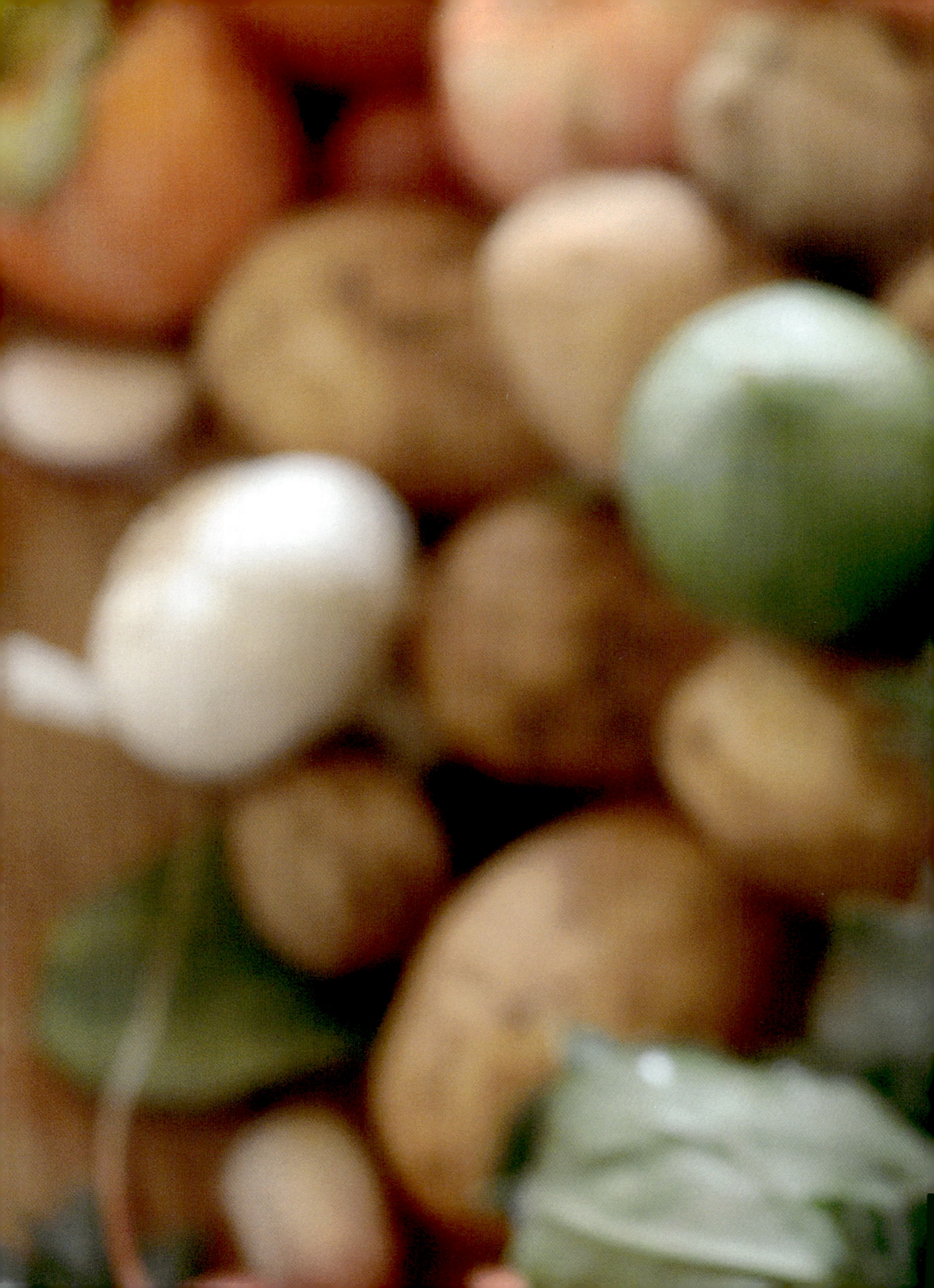

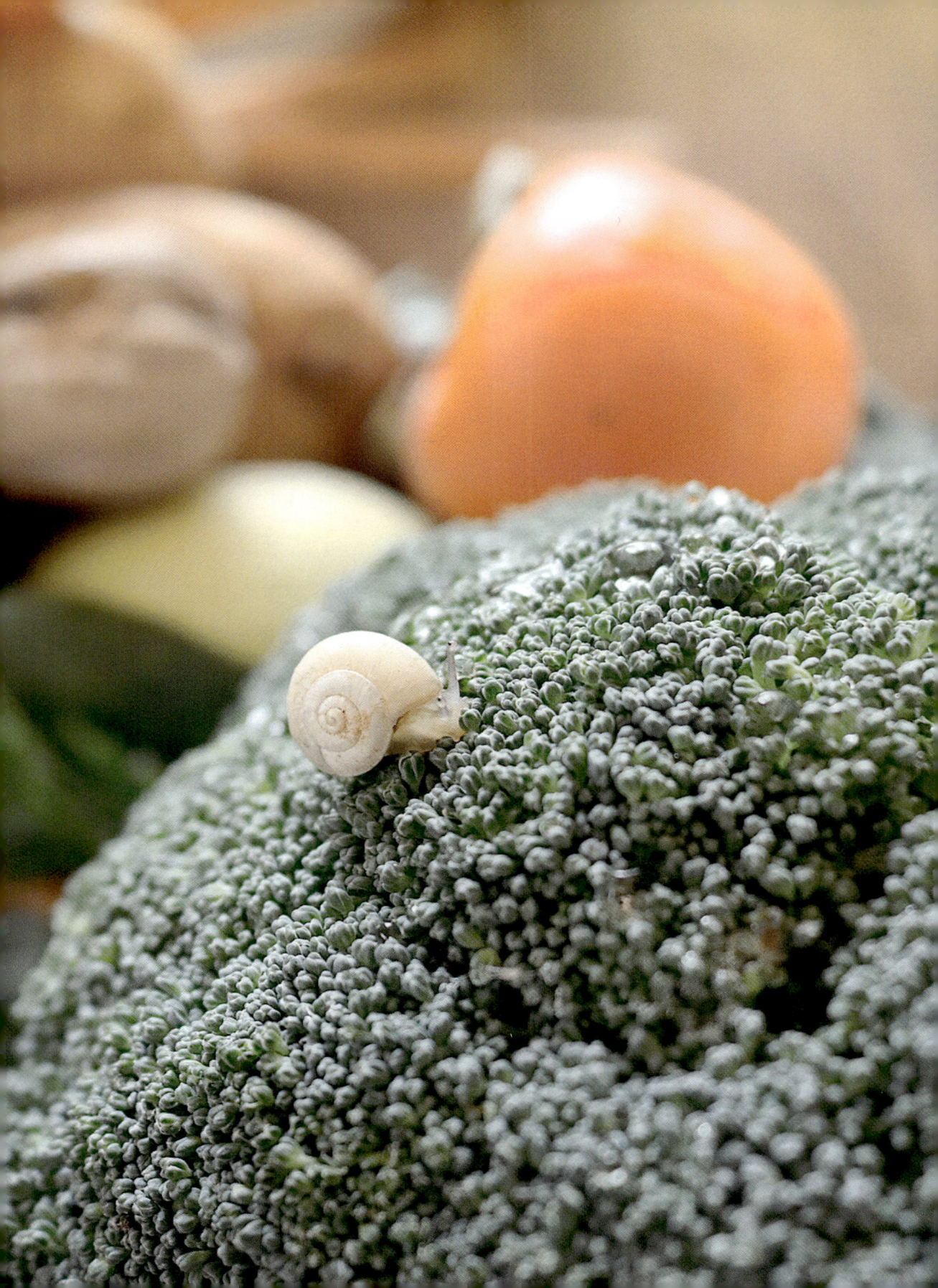

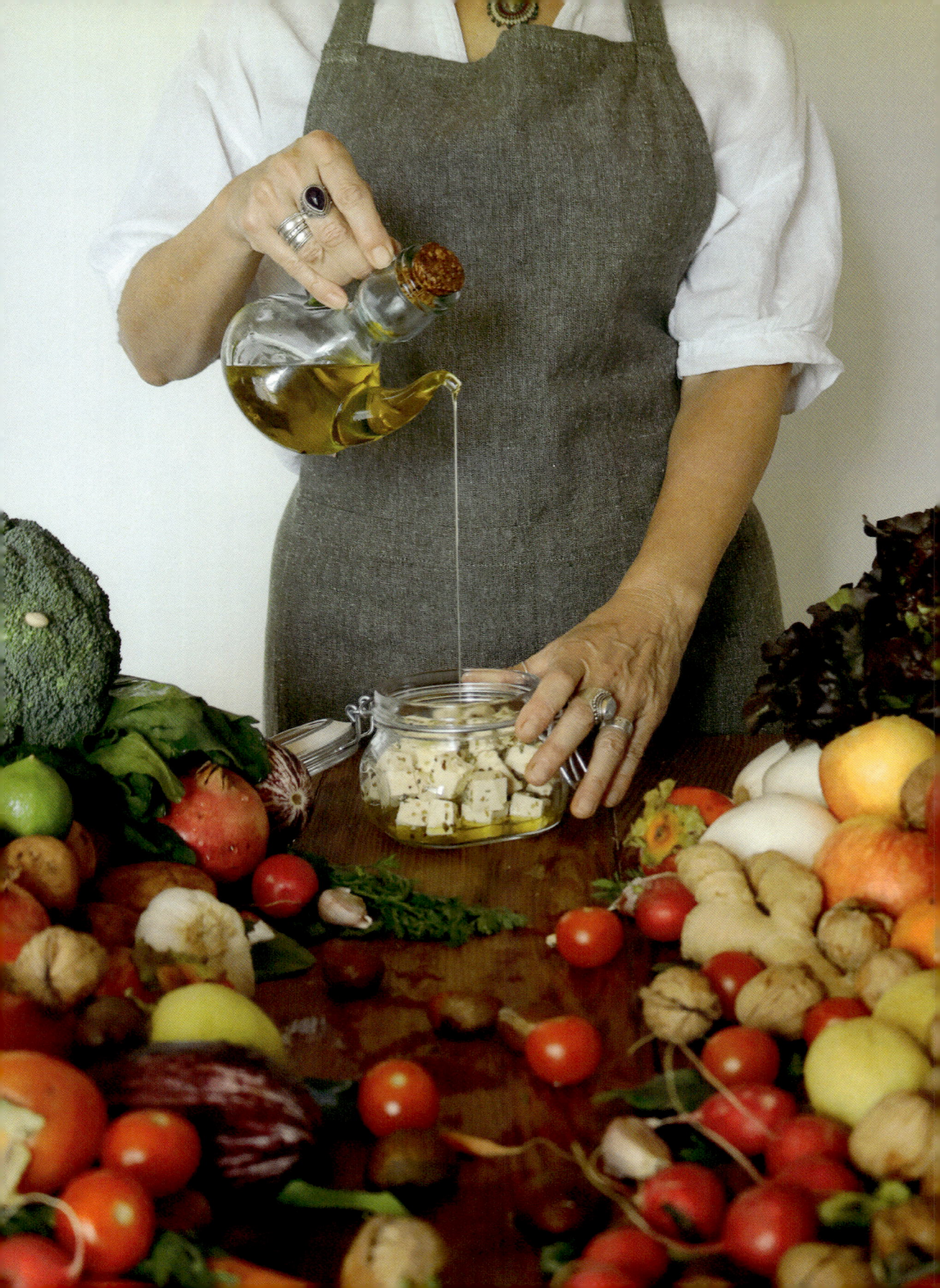

A ti, Guillermo Carreras, que has sido el faro que me ha guiado hasta aquí.

INFORMACIÓN EDITORIAL

Primera edición: septiembre 2023
Depósito legal: AL 2450-2023
ISBN: 978-84-1199-091-2
Impresión y encuadernación: Editorial Círculo Rojo
© Del texto: Cati Palou Torres
© Maquetación y diseño: GRUPO FANTOME
© Fotografía de cubierta: GRUPO FANTOME

Editorial Círculo Rojo
www.editorialcirculorojo.com
info@editorialcirculorojo.com
Impreso en España - Printed in Spain

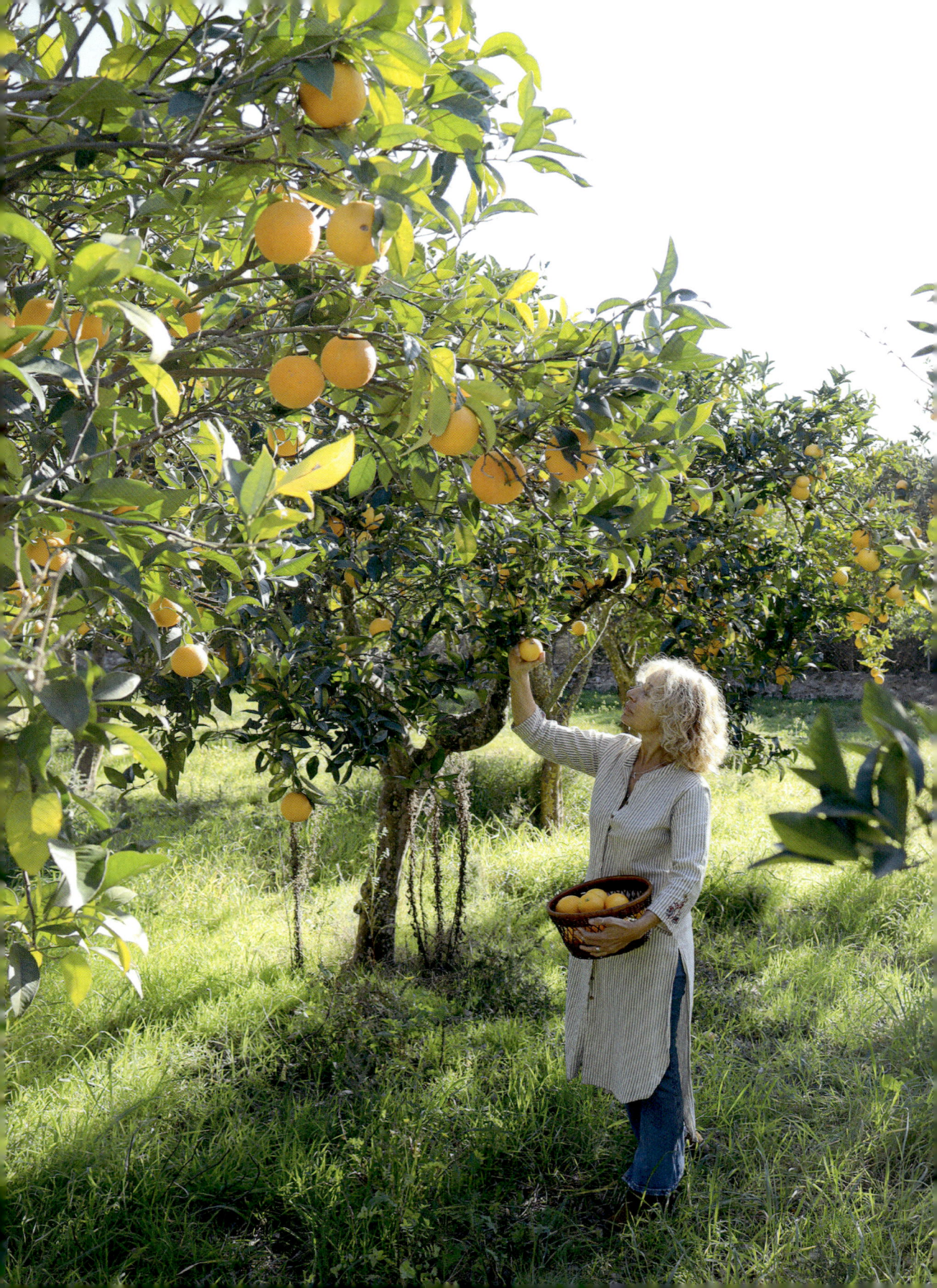

ÍNDICE

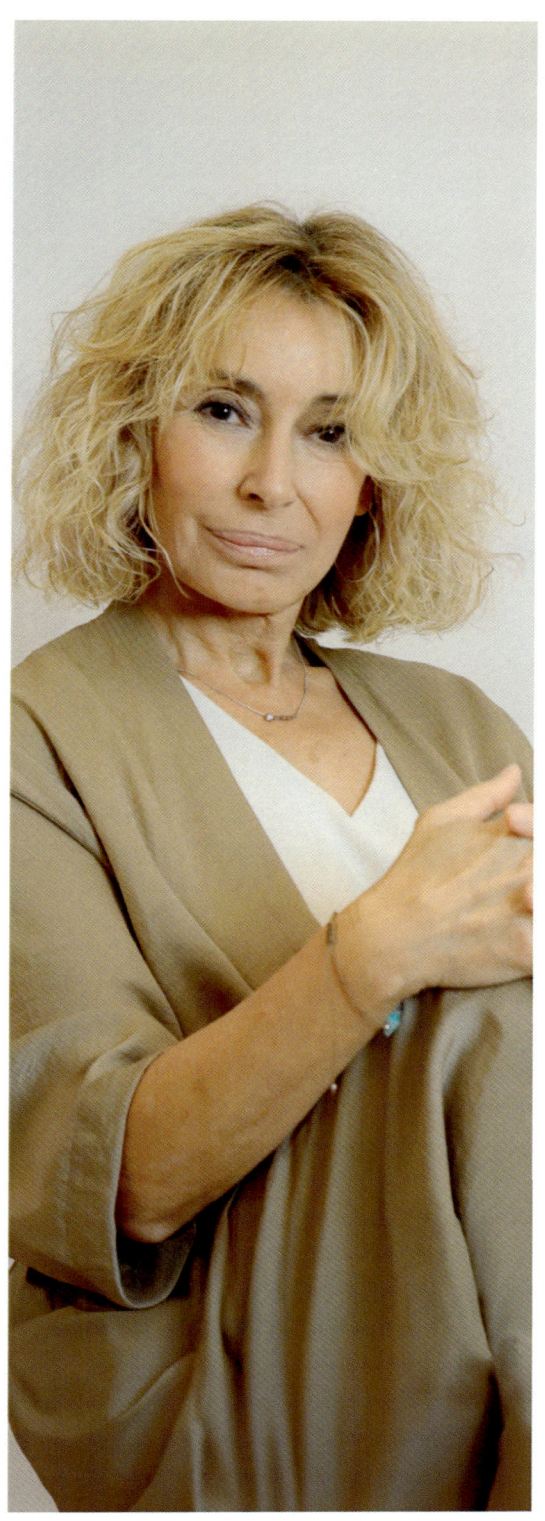

HOLA, SOY CATI PALOU

Hace muchos años, decidí dar un giro a mi carrera en el sector de la medicina convencional para dedicarme a lo que realmente me apasiona: la salud integrativa.

Mi camino comenzó con el estudio de psicología, pero mi espíritu inquieto pronto me llevó a explorar otros campos.

Me he formado en naturopatía, acupuntura, PNIE (psico-neuro-inmuno-endocrinología), nutrición ortomolecular, dietética y nutrición (energética, naturista y ayurvédica) y restauración bioenergética, además de coaching nutricional, kinesiología y pares biomagnéticos.

La comunicación y la gastronomía son unas de mis pasiones, y se reflejan tanto en mis proyectos personales como en mis colaboraciones y asesorías.

Mi misión es poder guiar e inspirar a las personas para que hallen el equilibrio y bienestar.

www.catipalou.com
@cati_palou

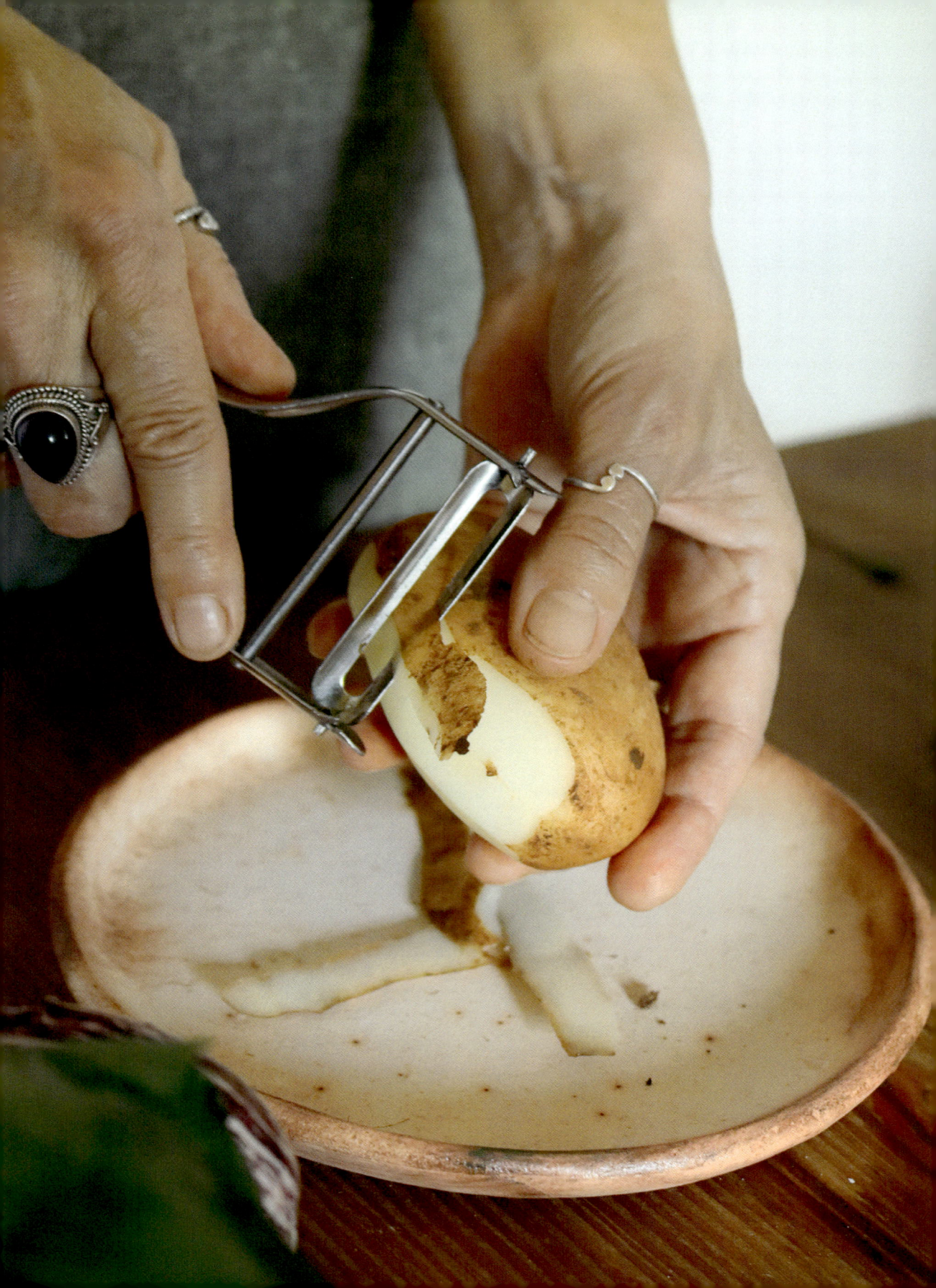

La autora reconoce en la introducción de su libro que ella, en realidad, quiso ser misionera.

Diréis que qué tiene que ver eso con un libro que busca la salud a través de lo que comemos y nos enseña cómo hacerlo. La misma pasión que le supongo cuando era una adolescente se refleja en estas páginas que tienes entre tus manos. Ayudar era su vocación y eso ha hecho toda su vida.

Cati Palou ha tenido siempre seres humanos entre las manos. Siempre tratando de ayudar y mejorar la vida de pacientes como haría una misionera, no nos engañemos.

Este libro es una guía muy fiable sobre el funcionamiento de nuestro cuerpo.

No en vano ella es naturópata y ha trabajado con fruición para alcanzar el dominio de muchos métodos que ayudan a curar y equilibrar nuestros cuerpos.

Y lo digo con la experiencia que me está dando estar en sus manos y tomar y hacer lo que ella me sugiere. Cati no es de esos profesionales que te llenan de pastillas y te vuelven loca. Te da lo justo, lo que te falta y te advierte que su fórmula para conseguir las metas requiere algo de paciencia y observación.

Este libro te guía, te ayuda a llegar a tu destino y por el camino te enseña a disfrutar comiendo de otra manera.

Sus manos, en las fotografías que ilustran las recetas, son la mejor muestra de su conocimiento y su dominio; se os hará la boca agua y querréis saber tanto como ella. En vuestras manos está la llave de esa sabiduría.

- **MERCEDES MILÁ**

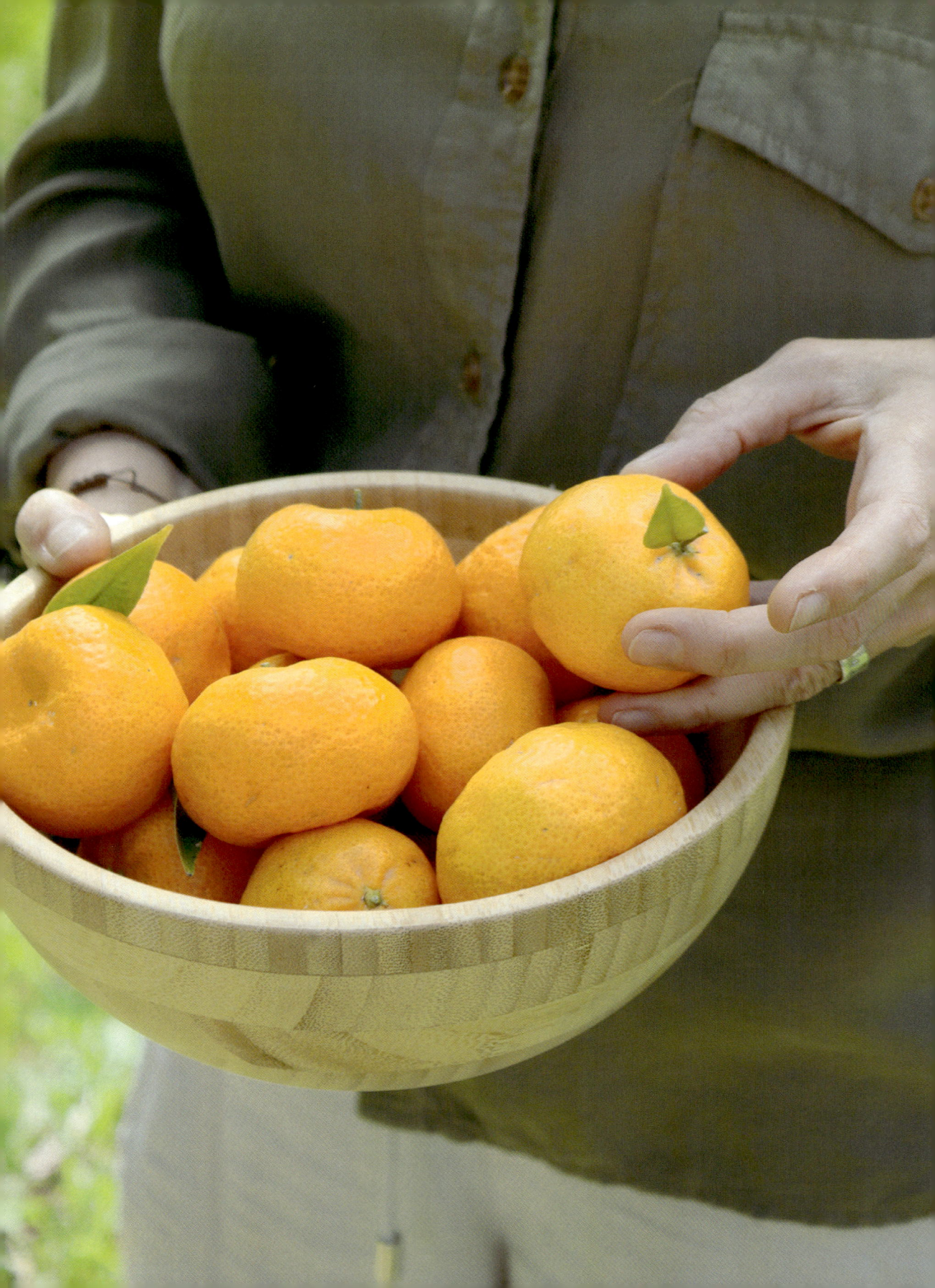

INTRO DUC CIÓN

El propósito de mi vida siempre lo tuve claro, aunque la manera de llegar a cumplirlo dista bastante de cómo lo concebía en mi niñez.

Tengo muy presente cuando me preguntaban: «¿Y tú..., qué quieres ser de mayor?»;

yo decía: «¡Misionera!», y no es que en casa fuéramos especialmente religiosos, pero en esa época asumía que, si querías dedicarte a ayudar a los demás, debías serlo.

Yo iba a un colegio de monjas francesas. Las niñas vestíamos uniforme de falda plisada bajo la rodilla, polo azul y calcetas largas. Una vez al año salíamos con unas huchas muy vistosas, con dibujos de caras de niños, a recaudar dinero para los países necesitados. No éramos las únicas en la calle, siempre nos encontrábamos a niñas de otros colegios que también estaban en ese menester.

Las profesoras nos contaban que había niños en otros países que estaban en situaciones muy tristes, sin ropa ni comida. Esta realidad me impactaba profundamente, así que, aunque era algo tímida, me enorgullecía llevar mi hucha y pedir sin rubor unos donativos para que las misioneras se los entregaran a las familias de aquellos niños tan desafortunados, me sentía verdaderamente dichosa de poder participar de esa colaboración.

Aunque los sábados, junto a mi madre y mi hermana, repartía comida a algunas familias necesitadas de mi pueblo, asumí, a mi corta edad, que ser misionera era la única forma de ayudar a las personas que no pertenecían a mi entorno.

Mientras tecleo estas líneas, recuerdo con mucho cariño la casa de Mateito, un hombre delgado y pequeño que vivía con su madre anciana. Sabíamos que a ella le gustaban las galletas "María", así que siempre le dábamos varios paquetes y ella nos lo agradecía con la mejor sonrisa.

Mi hermana y yo, desde muy pequeñas, aprendimos la importancia de la solidaridad y la empatía y que ayudar a los demás llena el alma.

Echando la vista atrás, creo que la trayectoria ha sido la adecuada para escribir este libro.

Mi visión de la salud está enfocada desde el prisma integrativo, es decir, cada uno de nosotros formamos parte de un todo y así lo debemos entender, este es mi objetivo.

Pero para llegar a comprender esta realidad he andado un largo camino de años de trabajo y estudio.

Aunque no fui misionera, mi finalidad siempre fue ayudar a los demás, y así como fui creciendo, decidí que lo haría en el mundo de la salud.

Ejercí como sanitaria en una clínica y estudié psicología, sin embargo, sentía que el planteamiento de la salud tal y como lo conocía hasta el momento era incompleto a mi modo de ver, así que indagué, estudié y me formé en muchas otras disciplinas y cuando creí que era el momento oportuno, di un cambio radical a mi profesión, para dar un enfoque más completo, más naturista, más holístico, sin mirar atrás y con valentía me lancé rompiendo con todo.

Esta fuerza y convicción han hecho posible cumplir uno de mis grandes sueños, tener mi propio centro de salud integrativa, donde ejerzo como profesional, mostrando que hay otra manera de cuidarse, de comer, de sentir y de vivir en armonía con nosotros mismos y con la naturaleza.

Este afán de divulgar el bienestar me condujo a escribir un blog que hace tiempo llevo publicando y que me ayuda a comunicar mi mensaje. También, las idas y venidas por la radio, la televisión, la prensa, charlas y coloquios, me han ayudado a poder transmitir mi visión de la salud y la vida.

La intención a través de estas páginas y de esta redacción simple es que puedas tener la salud en tus manos, gracias a una alimentación consciente y a unos buenos hábitos. Serás tú quien tome las riendas, las decisiones, sin prisas, sin agobios, a tu ritmo.

En este libro no encontrarás datos nutricionales específicos en cada receta, puesto que mi deseo es apelar al sentido común en términos de nutrición.

En esta lectura comprenderás por qué no es necesario contar calorías, sabrás lo que ocurre en tu cuerpo cuando te alimentas y serás tú quien elija lo que quieres comprar, cómo lo quieres cocinar, cómo te quieres nutrir y cómo quieres vivir a partir de ahora, porque caerás en la cuenta de lo importante que es respetar la naturaleza que también forma parte de ti y que lo mejor es vivir en simbiosis con ella.

De ella nacerá la vida que te alimentará de una manera consciente, respetando sus ciclos. Los alimentos que encontrarás en el recetario los he seleccionado con esta conciencia, respetando su estacionalidad, su proximidad y la calidad.

Empieza a darle importancia a los alimentos que comes, siente la textura en tu boca, en tus manos, percibe su olor, obsérvate mientras los cocinas y los comes y agradece por tanto.

Cualquier cambio que hagas hazlo desde el amor y la comprensión, no juzgues, tan solo aprende a conectarte con la naturaleza, camina pisando firme el suelo, respira profundamente, exhala lentamente, ríe, canta, baila y ama.

Reflexiona si has entendido que tu meta es la salud y, si es así, todo fluirá y encontrarás tu momento para iniciar el cambio que buscas, sin prisas, pero sin pausas.

Y ahora...

 < ¡A comer se ha dicho!

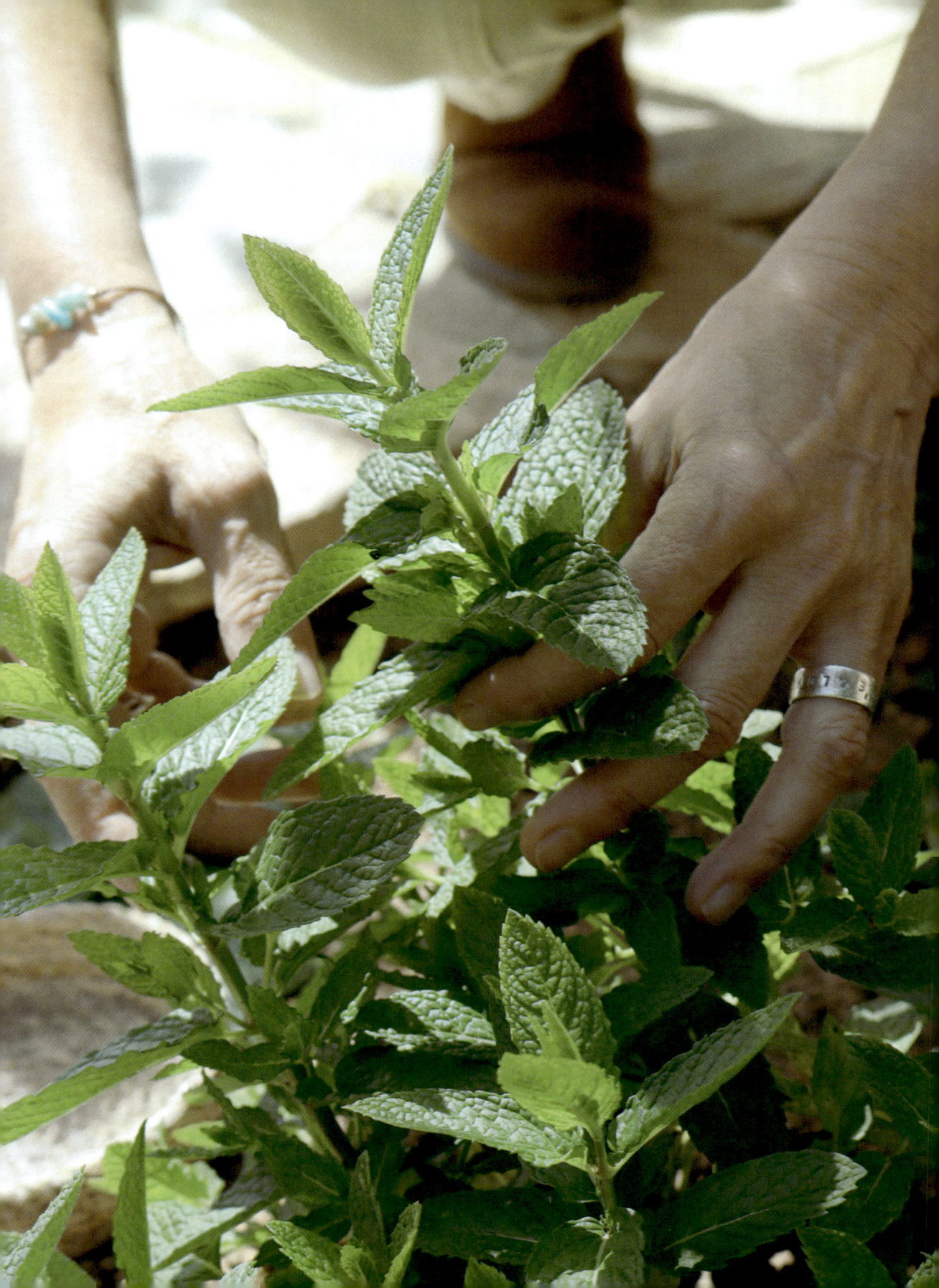

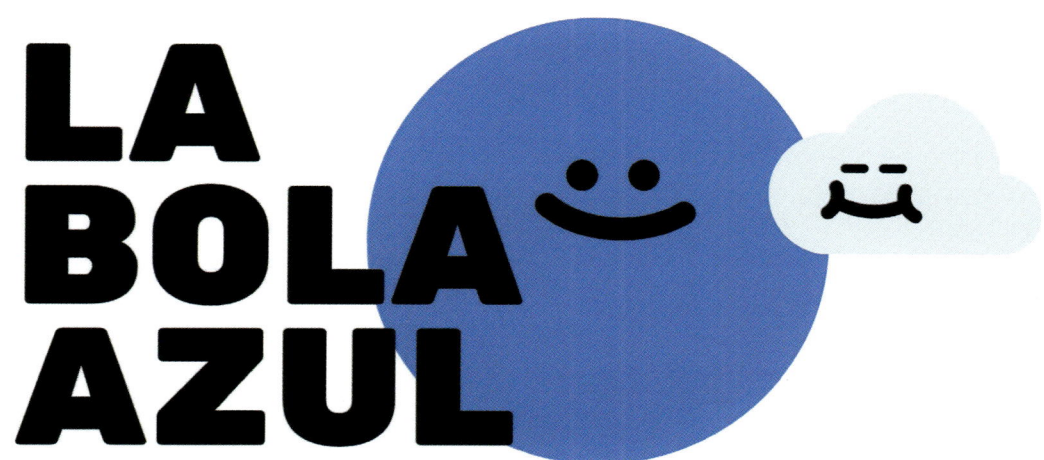

LA BOLA AZUL

Un día, leyendo un artículo, vi una fotografía de la Tierra vista desde el espacio. Esa imagen me pareció fascinante, imagínate lo que sintió la persona que la veía desde ahí.

Sentí la necesidad de indagar un poco más sobre esta sensación y encontré el documental Overview effect, en el que podemos observar la Tierra desde fuera.

A veces las cosas ocurren por casualidad, pues la misión Apolo 8 se centraba en la Luna y en documentar el satélite, pero, en un momento dado, uno de los astronautas giró la cámara y grabó la Tierra desde el espacio y todo cambió.

Este hecho impactó a las personas que estaban viendo la transmisión en directo.

Este efecto, el overview effect, ha producido en el hombre un cambio cognitivo de conciencia. Según los astronautas y estudiosos de estos fenómenos, la Tierra desde fuera proyecta una percepción de una bola azul frágil y débil flotando en el vacío.

El punto de vista de alguien que ve la Tierra desde el espacio es simple, desaparecen las fronteras, los conflictos que dividen a las personas carecen de importancia y se percibe una gran responsabilidad de cuidado hacia nuestro planeta. El espectador entiende que somos partes de un todo. Toda acción tiene repercusión y es capaz de generar grandes cambios en nuestra realidad.

Si nos esforzamos en asimilar estos conceptos desde la humildad, reconocemos la urgencia de cooperar al unísono en pro de mantener la bola azul.

En ocasiones me pregunto cuándo rompimos el pacto con la naturaleza, en qué momento de nuestra vida nos sentimos por encima de los demás seres vivos...

¿Esta soberbia de dónde nace?

Pensamos que somos los dueños de la Tierra, que podemos hacer lo que nos plazca. Somos tan ilusos que no nos damos cuenta de que nuestro planeta es también nuestro hogar. La Tierra nos habla y suplica, quejándose de lo mal que lo hacemos y grita a su manera diciendo «¡no puedo más!».

Tanto tú como yo estamos atados a todo lo que ocurre en la Tierra, nos afectan las estaciones, las mareas, las deforestaciones, las inundaciones, el cambio climático... Puede que en general seamos demasiado egocéntricos para darnos cuenta.

Pero individualmente tenemos conciencia y podemos razonar como humanos Cada uno de nosotros somos un microcosmos dentro de un planeta que pide ayuda. Si en nuestro propio cuerpo un cambio en una célula digestiva puede causar grandes efectos (para bien o para mal), un cambio de uno de nosotros en esta sociedad puede generar grandes alteraciones.

La teoría del efecto mariposa consiste en que el aleteo de una mariposa puede provocar un huracán en la otra punta del mundo, así que no debemos subestimar el poder de una mariposa, no debemos subestimar nuestro propio poder.

Si este libro sirve para que cada uno de nosotros ponga su granito de arena en el bienestar del planeta y por ende en el suyo propio, me daré por satisfecha.

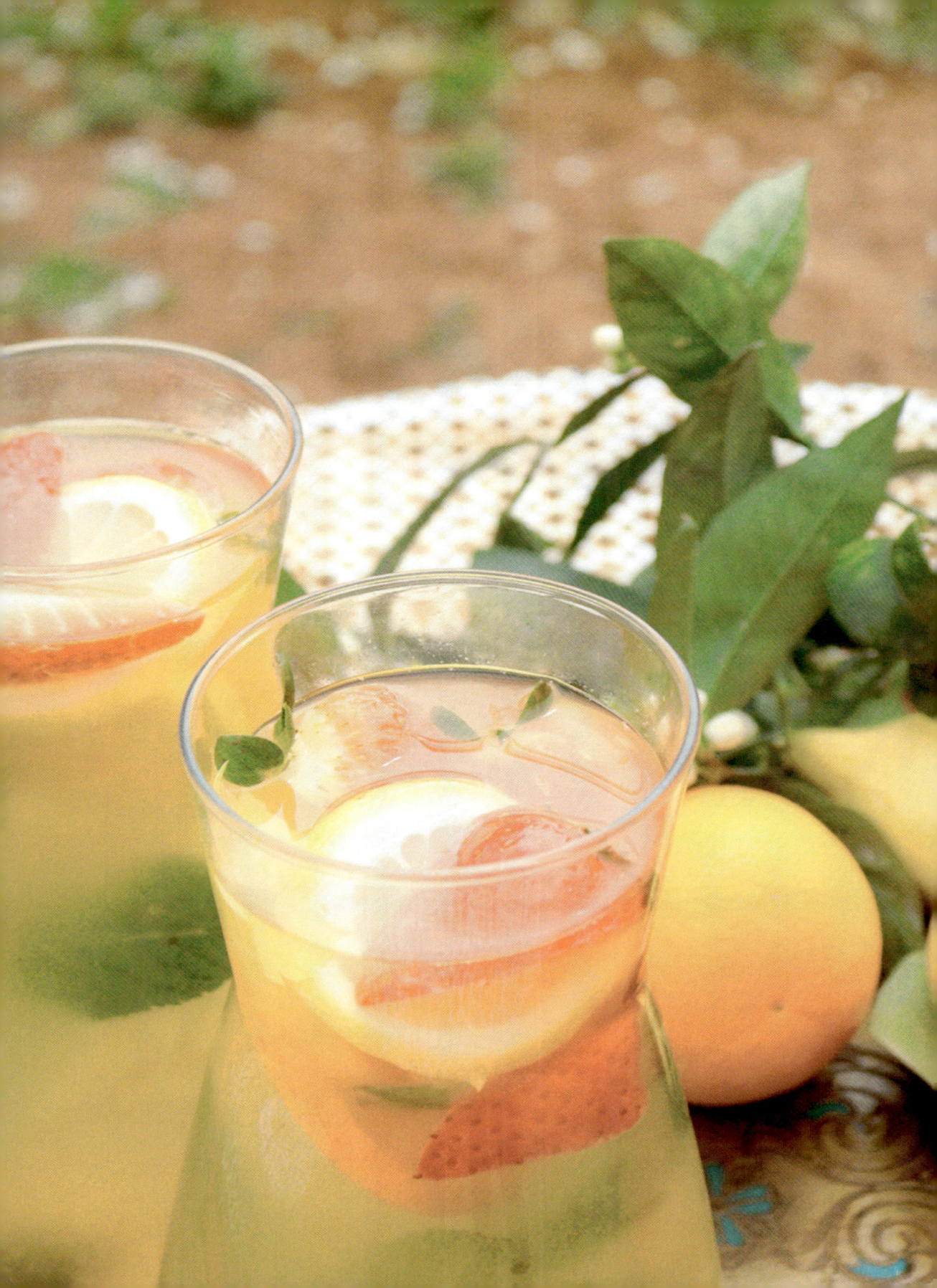

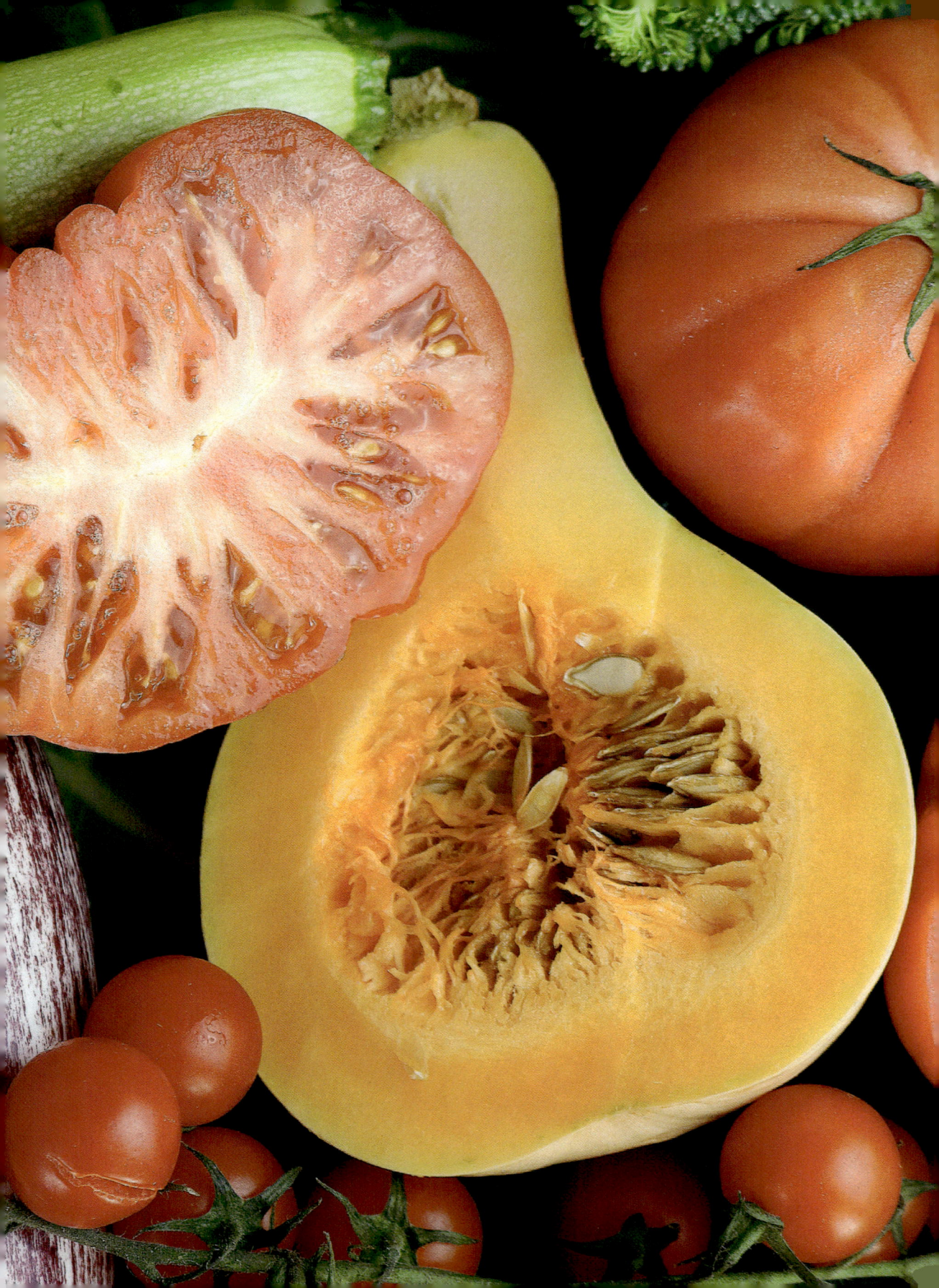

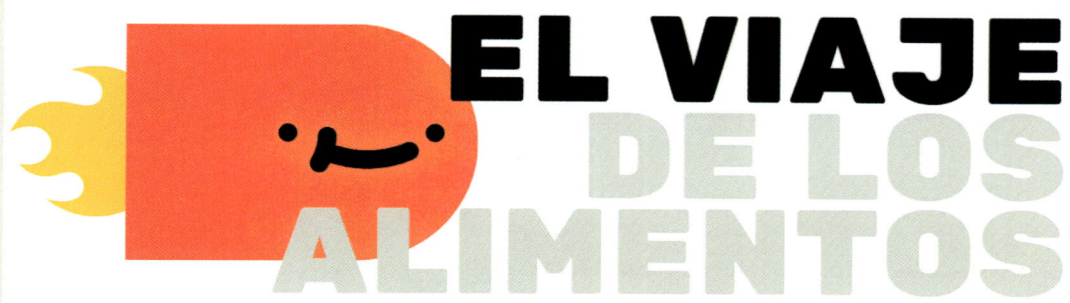

EL VIAJE DE LOS ALIMENTOS

La mítica frase "somos lo que comemos" se queda corta o incompleta, porque realmente somos lo que absorbemos y lo que la microbiota hace con lo que comemos (esto lo entenderás a medida que avances en la lectura).

Seguramente ya sabes que comer bien es fundamental para tu salud, pero puede que no sepas por qué debes comer así y hasta qué punto te beneficia hacerlo.

Comprender lo que sucede en tu cuerpo cuando le das buenos alimentos es primordial para que lleves a cabo a diario una eficaz nutrición.

Eres el resultado final de lo que ocurre dentro del tubo digestivo. La digestión, que es como se llama este proceso, en realidad comienza por los sentidos, la vista, el olfato, el tacto y el gusto, y gracias a unos receptores que informan a tu cerebro, este da la orden para que se den ciertas reacciones químicas para poder nutrir tus células.

Para que la digestión se pueda producir, tienen que ir de la mano el aparato digestivo, el sistema endocrino, el sistema nervioso y el sistema inmunitario.

Como puedes ver, no todo es masticar y tragar.

COMIENZA TU VIAJE

Vas a viajar como si fueras un alimento.

Elige lo que prefieras, un carbohidrato, una proteína o una grasa.

Como ejemplo pondremos una manzana, ahora imagina que la pones en tu boca. Seguramente ya habrás empezado a salivar.

Cuando comiences a masticar incrementarás esta saliva que humedecerá este alimento para que puedas tragarlo mejor. Aquí eres consciente de lo que haces, por ello te recomiendo que tritures la manzana con tus dientes y que la ensalives concienzudamente, eso facilitará toda la digestión y a la vez te dará sensación más rápida de saciedad.

La saliva contiene una enzima llamada ptialina, cuyo cometido es descomponer algunos hidratos de carbono como los almidones y los azúcares.

Llegado este punto, vamos con una aclaración sobre el término enzima, puesto que durante este recorrido saldrá repetidamente y es la clave para que comprendas el proceso digestivo, ya que sin ellas sería imposible que se realizase.

Para que sea sencillo de comprender, una enzima digestiva es una molécula que ayuda a descomponer los alimentos en fragmentos más pequeños para que nuestro cuerpo los pueda absorber como nutrientes.

Y seguimos el viaje de la manzana.

Esta fruta se ha convertido en un bolo que desciende hacia el esófago, aquí es donde ya no tienes control sobre lo que sucede. El sistema nervioso autónomo pone en marcha unos movimientos ondulatorios llamados movimientos peristálticos, que conducen el alimento hacia abajo, al estómago, que tiene apariencia de saco. Con la ayuda de una hormona que se llama gastrina, que estimula el ácido clorhídrico, junto a otra enzima, la pepsina, el alimento queda degradado parcialmente.

Aquí en el estómago es donde empieza la digestión de las proteínas y donde se encuentra el factor intrínseco (que también es una proteína). En esta fase es donde se absorbe parte de la famosa vitamina B12, y el resto de ella lo hará en el íleon.

Debido al pH tan ácido tendremos la primera barrera antimicrobiana.

Avanzamos sin parar, ahora tu alimento es más líquido y pasa a denominarse quimo, que desemboca en el intestino delgado, un tubo muy largo que parece una manguera de unos siete metros que se pliega sobre sí misma para que quepa en tu abdomen.

En este instante es donde unos aliados de tu digestión empiezan a trabajar, no forman parte del tubo digestivo, pero sin ellos sería imposible este proceso. Me estoy refiriendo al hígado, que fabrica bilis que se almacena en un receptáculo en forma de pera, la vesícula biliar, y al páncreas, que segrega jugo pancreático. Estas dos sustancias ayudan a digerir las proteínas, las grasas y parte de los hidratos de carbono, convirtiéndolos en sustancias básicas.

Estos dos órganos vierten sus contenidos a través de unos conductos que desembocan en la primera porción del intestino delgado, llamado duodeno; la segunda porción es el yeyuno, y finalmente acaba en el íleon.

El movimiento ondulante conduce el quimo hacia el intestino delgado y es aquí donde se produce el 90 % de la absorción de tu alimento, aquella manzana roja ya es parte de ti.

Para que todo esto ocurra hacen falta millones de vellosidades que cubren toda la pared de este tubo. Quizás sea más fácil de comprender lo que acontece en este punto si visualizas unos pequeños dedos que atrapan pedacitos de tu comida que ya están deconstruidos.

Cada vellosidad tiene unos capilares que absorben los nutrientes y permiten su paso al torrente sanguíneo para que este los reparta a todas las células, de este modo tendrán energía y podrán regenerarse.

¿Recuerdas que te he comentado que en el estómago tenías la primera barrera antimicrobiana? Pues aquí hay otra, y es la barrera intestinal, que separa la luz del intestino delgado de la parte interna del cuerpo. Son varias las capas del intestino delgado, hay una donde están las bacterias y bajo esta va la capa mucosa que atrapa los tóxicos; a esta le sigue la barrera epitelial, que es como una gran fortaleza con puentes que unen el exterior y el interior. A estos puentes se les conoce como tight junctions o uniones estrechas, que serán las que permitan la entrada de nutrientes a la sangre y bloquearán los tóxicos.

TIGHT JUNTIONS V

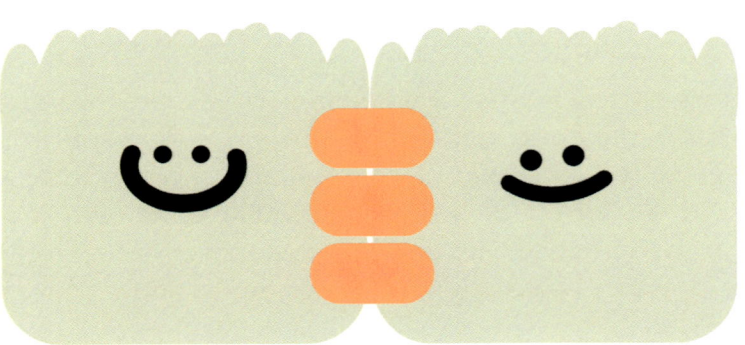

Este filtro selectivo se puede alterar por múltiples causas y terminar dejando pasar sustancias que no deberían pasar al torrente sanguíneo, comprometiendo así el sistema inmunológico. Si la vigilancia de los puentes de la fortaleza se ha descontrolado o desatendido, provocará una hiperpermeabilidad intestinal.

Pero el proceso sigue y continuamos avanzando hasta llegar al colon, que es un tubo mucho más grueso que rodea al intestino delgado en forma de U invertida.

A estas alturas la mayoría de los nutrientes ya se han absorbido, tan solo queda agua y fibra vegetal, que es alimento para las bacterias que viven en tu colon. Además, a medida que el quimo va avanzando, vamos absorbiendo agua, por tanto, se va compactando y se van formando así las heces, que avanzan y finalmente serán expulsadas a través del ano.

Las heces son el desecho de tus alimentos y nos dan una información muy valiosa para saber si tu digestión ha sido correcta.

Con estas imágenes puedes saber si el recorrido de tu alimento ha sido el adecuado.

ESCALA DE HECES DE BRISTOL

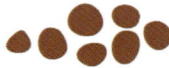 **TIPO 1:** Heces tipo caprinas, bolas duras y separadas, difíciles de expulsar.

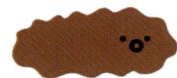 **TIPO 2:** Heces de forma alargada y grumosa, parecen bolas grandes unidas.

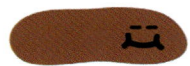 **TIPO 3:** Heces alargadas y algo agrietadas en la superficie, indican buen estado intestinal.

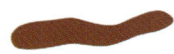 **TIPO 4:** Heces lisas en forma de salchicha que expulsamos con facilidad, indican buen estado intestinal.

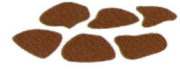 **TIPO 5:** Heces blandas con trozos separados y bordes desiguales pero definidos.

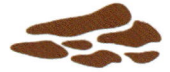 **TIPO 6:** Heces pastosas con trozos blandos y bordes irregulares

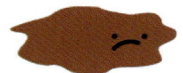 **TIPO 7:** Heces líquidas sin trozos sólidos.

¿QUÉ ES EL METABOLISMO?

Ahora que tu alimento forma parte de ti, entenderás que todo este recorrido no se habría llevado a cabo si unas reacciones bioquímicas no se hubieran dado lugar dentro de ti.

A toda esta transición se le llama metabolismo, que es un conjunto de transformaciones físicas y químicas que ocurren en tus células.

El metabolismo se encarga de convertir los nutrientes de los alimentos en energía para que puedas vivir.

El bocado que te has comido ha sido reducido a micronutrientes por la labor de las enzimas. Estos componentes finales los absorbe la sangre y se reparten a las células.

Una vez que han entrado en tus células, se ponen en marcha dos mecanismos, el anabolismo, que consiste en fabricar nuevas sustancias consumiendo energía, y el catabolismo, que hace lo contrario, descompone sustancias complejas en sustancias simples liberando energía, son procesos distintos.

Para montar este puzle se necesitan distintas hormonas que forman parte del sistema endocrino, que controla a qué velocidad y en qué sentido se producen estos procesos.

La tiroides, que es la gran directora, fábrica la hormona tiroxina, que se encarga de determinar a qué velocidad van a ir las reacciones químicas de tu cuerpo.

Otro órgano muy importante es el páncreas, que determina el momento en el que la actividad metabólica se construye o se destruye.

Durante este proceso aparecen las famosas calorías. Es una manera de contabilizar cuánta energía contiene cada uno de los alimentos que vas a recibir (a excepción del agua). El consumo de calorías es necesario para vivir, así que no las demonices, lo que debes tener en cuenta es el equilibrio de lo que pones en tu boca y usar el sentido común.

A estas alturas ya sabes que hay cosas que debes evitar, es tan fácil como fijarse en que el alimento que vayas a comer sea natural, que en tu plato haya variedad de nutrientes y mucho color, así de simple.

MICROBIOTA INTESTINAL

Probablemente, ya has oído hablar de la microbiota.

En este libro te hablaré de la microbiota intestinal, puesto que hablamos de la digestión, pero que sepas que hay otras microbiotas como la cutánea, la genitourinaria (vagina y uretra), la de la ORL (orejas, nariz y garganta) y la bronquial (pulmones y bronquios), entre otras.

La microbiota intestinal está compuesta por billones de microorganismos que viven en tu intestino.

Estos huéspedes son bacterias, arqueas, virus, hongos y protozoos y, si todo va bien, en la microbiota conviven en armonía todos estos microorganismos.

Fíjate lo importante que es esta coexistencia que, cuando no está equilibrada, provoca enfermedades. Ya lo decía Hipócrates: «La enfermedad empieza en el intestino».

Actualmente, se está investigando mucho sobre este tema y se concluye que muchas de las patologías que padecemos están relacionadas con este desequilibrio. La microbiota es el conjunto de microorganismos que ya te he presentado.

El microbioma abarca la microbiota, sus genes y los metabolitos (desechos frutos del ciclo vital de estos microorganismos).

El microbioma es un tema fascinante, ya que actualmente se le considera un órgano.

Cada uno de nosotros tenemos una microbiota única, es como una huella dactilar individual creada por la variedad de microorganismos que vamos adquiriendo desde el momento de nuestro nacimiento. Y se sabe que en los tres primeros años de vida se va a determinar qué cantidad y qué tipo de flora vamos a tener.

Sin embargo, dependiendo de tus hábitos y alimentación, estos inquilinos pueden ir cambiando. Puedes tener una comunidad buena que trabaje para que el entorno esté en orden sin perturbaciones o bien puede alterarse y darte algunos problemas.

¿QUÉ FUNCIONES TIENE LA MICROBIOTA?

FACILITA LA DIGESTIÓN

Estos bichitos ayudan a digerir y absorber nutrientes y a fermentar una parte de los alimentos para que produzcan los llamados ácidos grasos de cadena corta (AGCC). Los más conocidos son butirato, propionato y acetato. Estos alimentan a los colonocitos, que son las células del colon y fabrican neurotransmisores, como la serotonina y la dopamina, entre otras, y hormonas muy importantes para el estado de ánimo.

SINTETIZA VITAMINAS Y MINERALES

Vitaminas como la vitamina K, la vitamina B12, la biotina, el ácido fólico y el ácido pantoténico, y facilita la absorción de iones como el magnesio, el calcio y el hierro en el colon.

REGULA EL TRÁNSITO INTESTINAL

Permite el paso de los alimentos por el intestino y la óptima absorción de los nutrientes para que el organismo obtenga energía y elimine eficazmente los residuos.

FUNCIÓN PROTECTORA E INMUNITARIA

Hay bacterias que son antimicrobianas y segregan unas sustancias llamadas bacteriocinas, y otras que fabrican moco que cobija las bacterias beneficiosas e impide que ningún intruso se atreva a pasear por ahí.

Este efecto barrera contribuye a protegernos contra microorganismos patógenos y tóxicos.

Es importante destacar la estrecha comunicación entre el intestino y el cerebro conocido como eje *intestino-cerebro,* que influye en nuestra salud emocional y mental.

Es una gran muralla defensiva. Tienes un ejército que vela por ti las 24 horas del día y los 365 días del año.

curiosidad:

Hoy se sabe que la placenta no es estéril y que en ella se forma la huella bacteriana del feto, que está muy influenciada por las mismas bacterias que tiene su madre en la boca. Aun así, el canal del parto será el mayor colonizador.

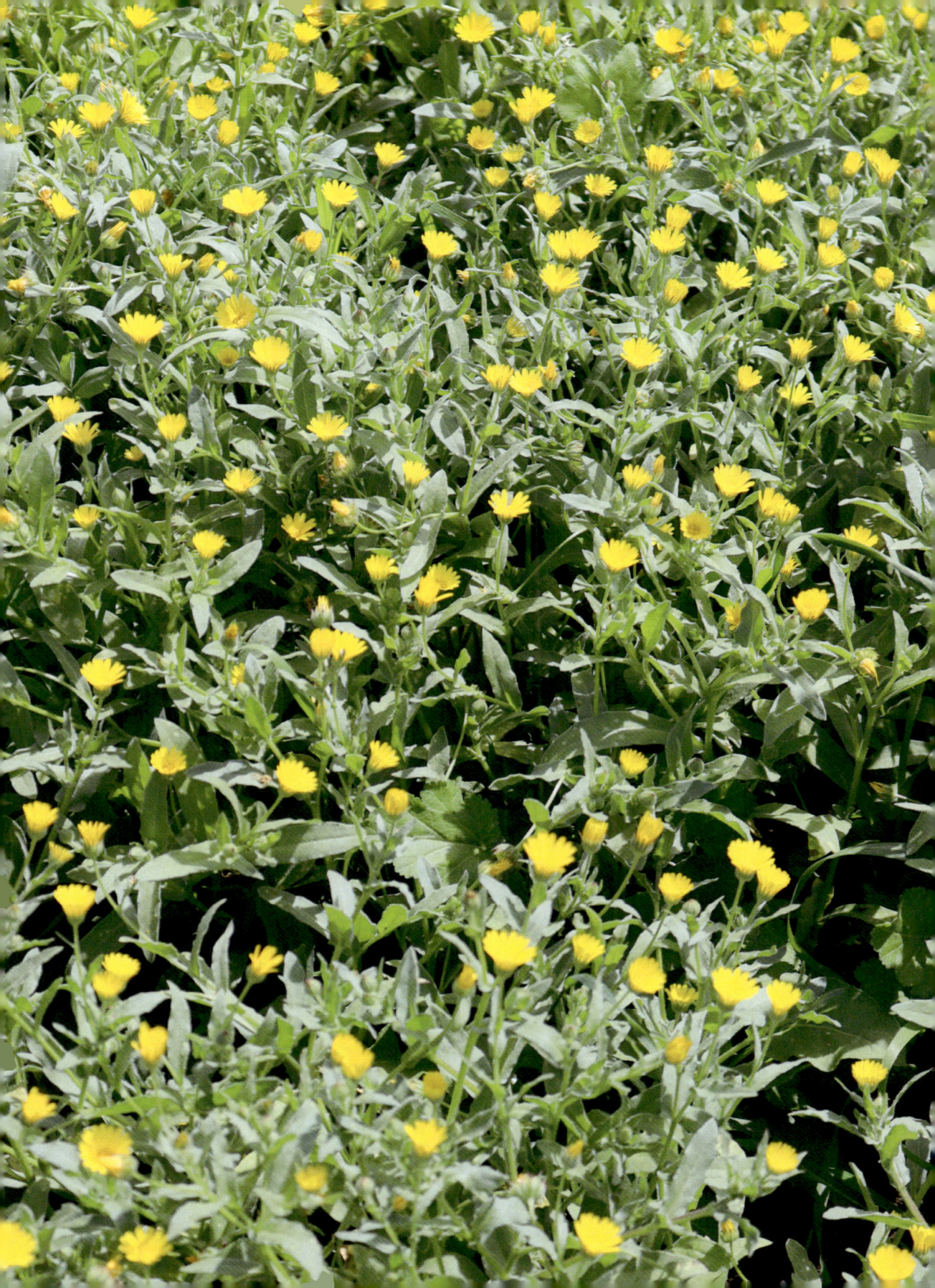

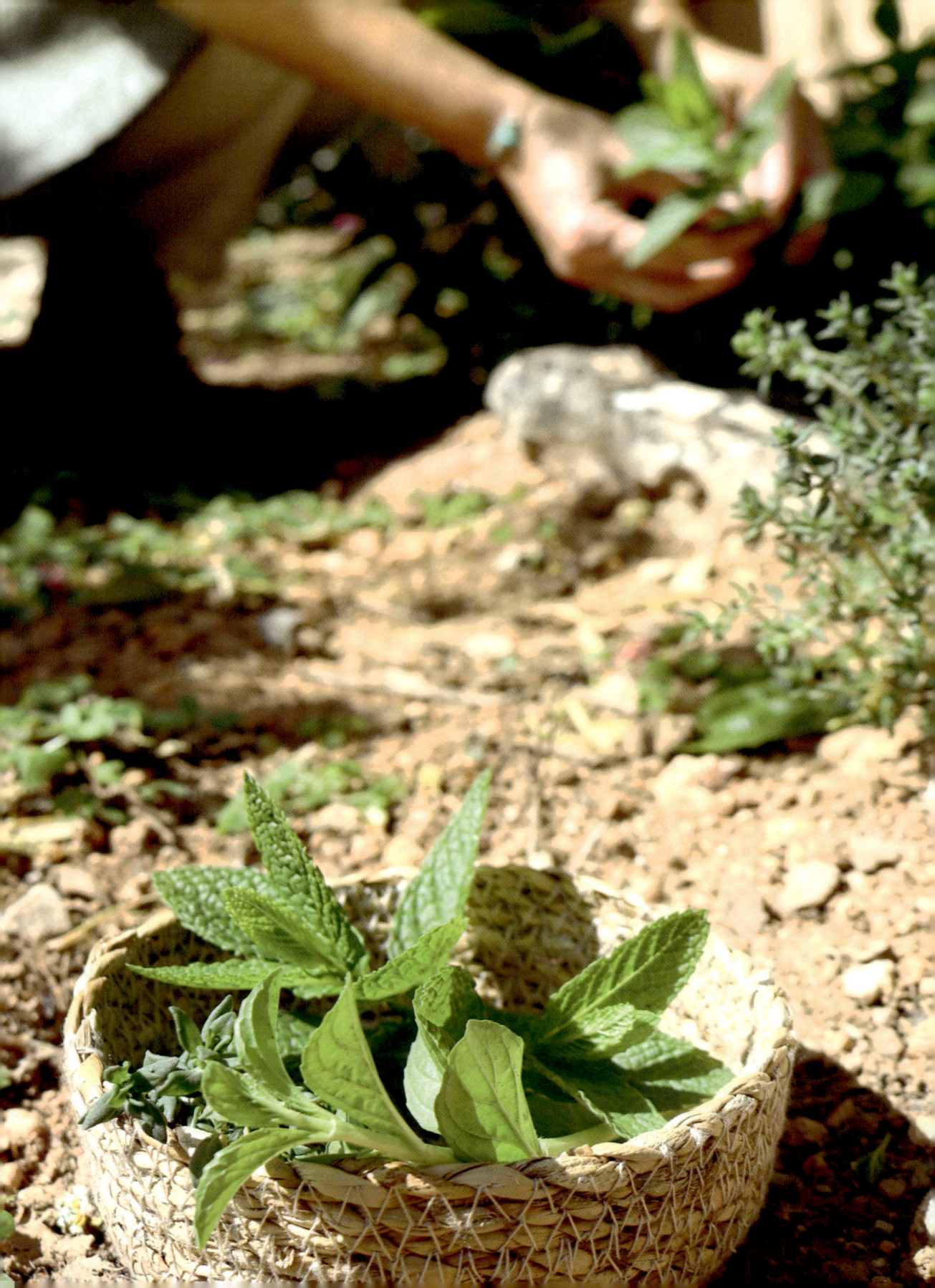

¿QUIERES SABER CÓMO SE LLAMAN TUS *BICHITOS*?

Imagina que estás en una ciudad y hay barrios, unos más grandes que otros.

El barrio más grande tiene habitantes que se llaman Firmicutes, que tienen la función de fermentar los hidratos de carbono (aunque en este barrio hay otros habitantes, los Lactobacilus y los Enterococos, pero trabajan en otras cosas).

El barrio que le sigue tiene unos huéspedes que se llaman Bacteriodetes, son muy buenos guardianes, nos protegen para que no entren intrusos. También residen otros habitantes llamados Bacteroides y Prevotela.

Un barrio más pequeño es el de la Actinobacteria. En esta zona, las Bifidobacterias son las reinas de la salud.

Y el último barrio que merece ser destacado es el de la Proteobacteria. Es un barrio algo conflictivo, ya que en él residen la famosa Escherichia coli, el conocido Elicobacther pylori o el Clostridium. A estos mejor no molestarlos y que se queden en sus casas para que no haya problemas.

Esta ciudad es fantástica mientras cada personaje se ocupe de lo suyo. Cuando algunos se entrometen en las zonas de los otros, acontecen conflictos por territorio y afectan a nuestro bienestar.

¡Fíjate, estudios recientes relacionan el exceso de peso provocado por un desequilibrio entre el barrio de los Firmicutes y el de las Bacteridodetes! Los Firmicutes son bacterias muy trabajadoras y muy aprovechadas, descomponen a fondo los alimentos provocando más riesgo a engordar, esto puede desarrollar resistencia a la insulina. Sin embargo, las Bacteridodetes hacen la función contraria, o sea, que tu peso dependerá del porcentaje que tengas.

¿CÓMO PUEDES RESTABLECER EL DESEQUILIBRIO INTESTINAL?

Una de las mejores maneras de tener un buen equilibrio intestinal es consumiendo probióticos (cuyo nombre significa 'a favor de la vida').

Son microorganismos amigos que desempeñan una acción beneficiosa, y necesitan para vivir a los prebióticos, que son su comida, y la descomposición de esta comida da lugar a los posbióticos, muy interesantes en la salud intestinal.

Imagínate un naranjo: para que crezca, debes abonar su tierra y así obtendrás naranjas, ¿no? Los probióticos son los naranjos, los prebióticos son el abono y los posbióticos son las naranjas.

¿DÓNDE ENCUENTRO PROBIÓTICOS?

Pues lo encuentras en bacterias de los géneros Lactobacillus y Bifidobacterium y en levaduras como la Saccharomyces boulardii. Están presentes de forma natural en los alimentos como yogures, quesos, kéfir, kombucha, miso, kimchi, temphe, natto, chucrut, en los encurtidos y el vinagre de manzana sin filtrar.

En el caso de que necesites cantidades superiores de estos benefactores, podrás tomarlos en forma de suplementos dietéticos. ¡Ojo, asesórate con un profesional si necesitas de ellos!

¿DÓNDE ESTÁN LOS PREBIÓTICOS?

Los prebióticos están presentes en la fibra que tu intestino delgado no puede digerir, por lo tanto, llegan al intestino grueso siendo un excelente banquete para las bacterias amigas.

Los prebióticos se encuentran en alimentos del reino vegetal e incluso en la leche materna.

Los más conocidos son los fructolisacáridos (conocidos como FOS) y la inulina también, los galactooligosacáridos (GOS), el almidón resistente, las pectinas y los betaglucanos. Los encontrarás en el puerro, el ajo, la cebolla, la alcachofa, los espárragos, el plátano verde, la patata, las manzanas, las legumbres, la avena, la cebada, las setas, el chocolate negro que contenga el 85 % de cacao puro, y muchos otros alimentos. Cabe recalcar que hay en la leche materna, fundamental en la crianza del bebé.

¿DÓNDE SE ENCUENTRAN LOS POSBIÓTICOS?

Las bacterias del intestino tienen como función principal digerir la fibra, y los subproductos que se obtienen de esta digestión son los posbióticos.

Los posbióticos son muy importantes para la salud intestinal, ya que producen ácidos grasos de cadena corta (AGCC), que refuerzan la pared del intestino y que liberan unas sustancias llamadas bacteriocinas, que te defienden frente a los patógenos.

RECAPITULANDO

Espero no te hayas cansado mucho de este viaje fascinante, que como has visto es largo, sinuoso, sorprendente y maravilloso.

Así es el cuerpo humano, la mejor obra jamás construida, la máquina perfecta que si la cuidas te permitirá ir por la vida con alegría y bienestar.

El conocimiento de lo que ocurre con el alimento que comes y el proceso que le sobreviene es fundamental para darle la importancia que merece. A esto se le llama tomar consciencia, pues de ti, en gran medida, depende el óptimo rendimiento de tu cuerpo.

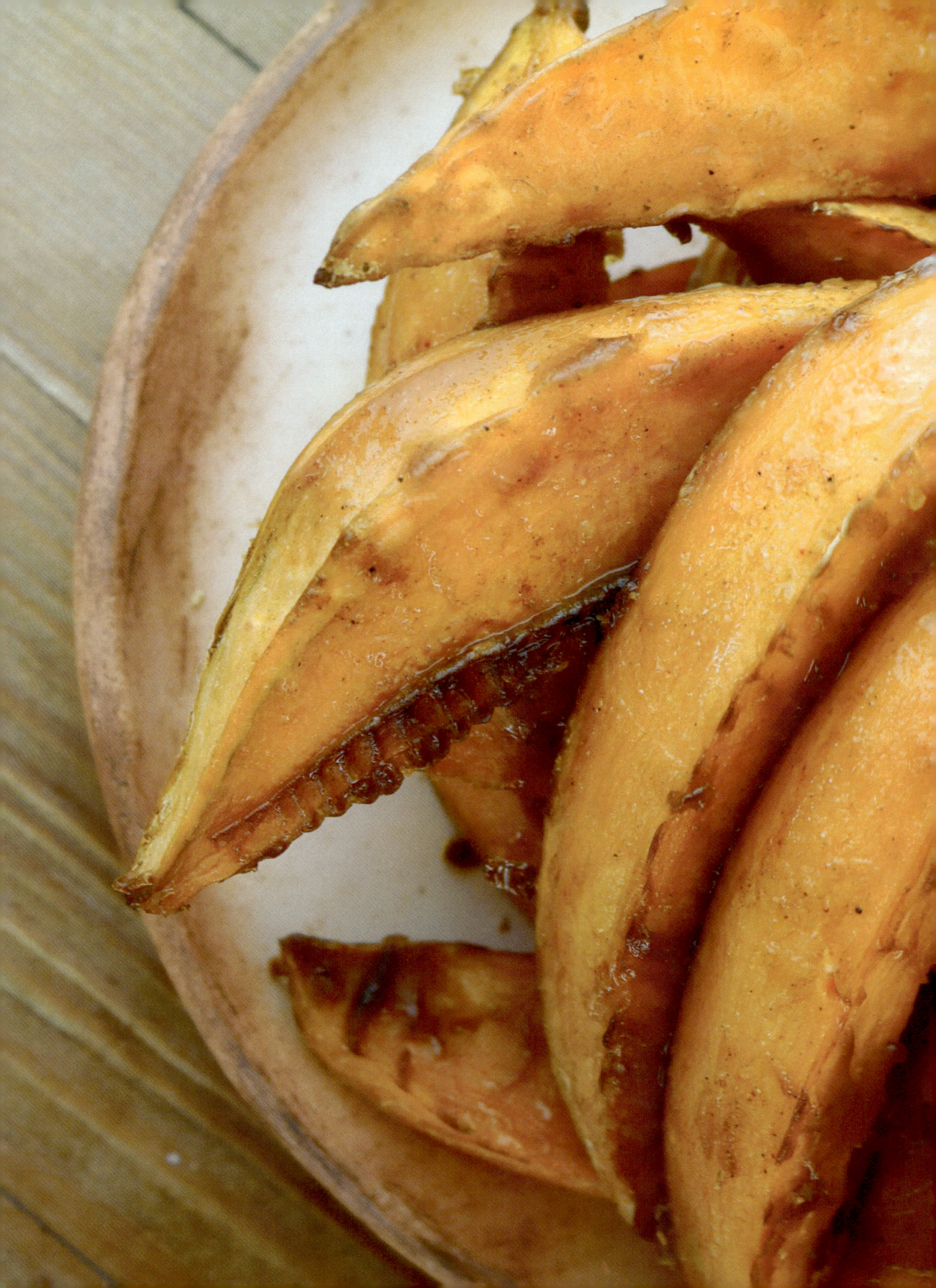

COCINA DE
APRO VECHA MIENTO

No te cuento nada nuevo si te digo que cada día en el mundo se tiran a la basura ingentes cantidades de comida, ¿verdad? Debido a este problema, se ha creado una nueva manera de cocinar y de aprovechar las sobras y los restos de alimentos que tenemos en nuestras casas. Esta corriente tiene el nombre de cocina de aprovechamiento o trash-cooking.

En realidad, no es más que la cocina que hacían nuestras madres o abuelas.

¿Cuántas veces has oído en casa «aquí no se tira nada» o «la comida no se tira»? Puede que nuestras abuelas no tuvieran la información que nosotros tenemos ahora, pero en general tenían mucho sentido común.

Entonces vamos a aplicar el sentido común y la consciencia de saber lo que es mejor para nosotros y para el planeta. Cuanto más aprovechamos, menos tiramos.

Tengo varias razones para animarte a seguir esta filosofía:

● Fomenta la creatividad y permite dar rienda suelta a la imaginación en la cocina.

● Te ayuda a economizar la cesta de la compra.

● Generarás menos basura y, consecuentemente, cuidarás el medio ambiente.

IDEAS PARA APROVECHAR LAS SOBRAS

VERDURAS

● Puedes hacer purés añadiendo caldo o saltearlas para añadir como *saborizante* a las recetas.

● Aprovecha troncos de brócoli, de espinacas, acelgas o lechugas, cortándolos finos y salteándolos; pueden ser un buen relleno para una quiche.

● Con las peladuras de patata y otros tubérculos obtienes unos asombrosos chips, en el air fryer se hacen rapidísimo.

FRUTAS

● Aprovecha restos de frutas en batidos, mermeladas, compotas, helados, pasteles, galletas o natillas. La piel de una simple naranja puede darle el toque de excelencia a esa receta tan simple que tienes en mente.

● Un melocotón maduro puede servirte para endulzar un yogur.

LEGUMBRES

● Con las sobras de las lentejas puedes preparar un delicioso puré o escurrirlas y crear una hamburguesa vegetal.

● Con los garbanzos elaboras un acertadísimo hummus.

● Realmente con cualquier legumbre puedes crear una gran variedad de masas que te ayudarán a dar consistencia a albóndigas vegetales, pasteles salados y otros platos que requieran textura de carne.

PAN

● Con el pan duro haces pan rallado.

● Aunque esté duro o demasiado *chicloso*, muchas veces con un golpe de horno recuperarás una textura muy agradable, y podrás elaborar un pan de ajo espectacular.

● Siempre puedes aprovechar el pan para preparar un delicioso pudin.

CARNE Y PESCADO.

●Con las espinas del pescado o la carcasa del pollo puedes conseguir un nutritivo caldo.

● Desmenuzando las sobras del pescado o de la carne puedes hacer croquetas, canelones, tacos y todo lo que se te ocurra.

QUESOS

●Cuando una cuña de queso se seca, rállala y úsala para gratinar platos al horno, o córtalo en escamas para poner en tus ensaladas, con el aderezo se reblandecen.

RECAPITULANDO

●No me llames «sobra», llámame comida.

●Planifica tus menús.

●No compres de más.

●Congela o conserva cuando veas que te sobrará la comida.

●Dile a todo el mundo lo que haces, posiblemente te imiten y de esta manera vamos sumando pequeñas acciones a favor de nuestro planeta.

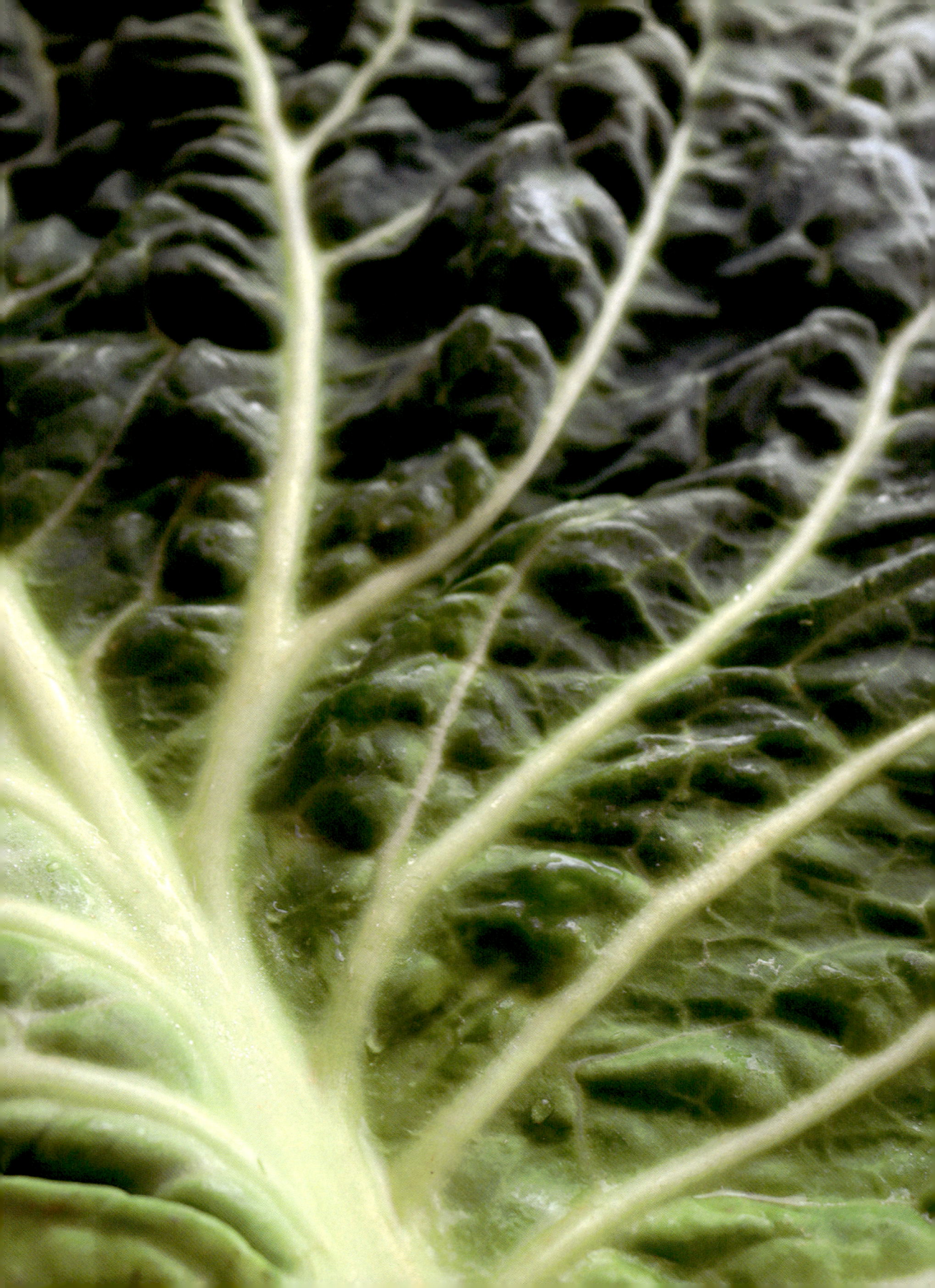

CONCEPTOS

IM POR TAN TES

Para poder seguir viviendo en armonía en este nuestro planeta debemos asumir responsabilidad y dominar algunos conceptos que nos harán más sencilla la tarea de alimentarnos mejor, cocinar nuestros platos con más consciencia y evitar el exceso de residuos

¿QUÉ ES LA SOSTENIBILIDAD?

La sostenibilidad es la capacidad de gestionar los recursos para satisfacer las necesidades actuales sin comprometer las necesidades de futuras generaciones, promoviendo el consumo responsable, buscando el equilibrio, teniendo en cuenta el desarrollo económico-social y el cuidado del medio ambiente.

Un desarrollo sostenible trata de proteger el planeta para frenar el cambio climático.

¿QUÉ ES EL CAMBIO CLIMÁTICO?

El cambio climático es la alteración del clima atribuido, indirecta o directamente, a la actividad del hombre. Aunque los cambios climáticos han existido desde el inicio de la Tierra por procesos naturales del planeta, el actual cambio se relaciona con la intensificación del efecto invernadero.

¿QUÉ ES EL EFECTO INVERNADERO?

El efecto invernadero es un proceso natural que permite que la Tierra mantenga las condiciones necesarias para que la vida continúe.

Varios gases que están en la atmósfera retienen parte de la radiación térmica emitida por la superficie terrestre tras ser calentada por el Sol, manteniendo la temperatura del planeta a un nivel adecuado para el desarrollo de la vida.

Sin el efecto invernadero, la temperatura media del planeta sería aproximadamente de unos 18 °C bajo cero.

El contratiempo aparece cuando los gases que producimos van a esta capa de aire que rodea la Tierra, dichos gases se van acumulando en la atmósfera y no permiten que el calor salga hacia el espacio, haciendo que la temperatura de la Tierra aumente más de lo que debería y que se produzca el conocido calentamiento global.

¿QUÉ SON LOS GASES EFECTO INVERNADERO (GEI)?

Los gases no son el problema, pero forman parte de él.

Ya hemos dicho que son necesarios para sostener la vida en la Tierra, lo que ocurre es que, cuando se incrementa la concentración de dichos gases por culpa de la actividad humana, se produce un aumento de la temperatura media, provocando inundaciones, deshielos, tormentas, incendios, desertificación, etc.

La Revolución industrial trajo consigo el aumento de los gases responsables del efecto invernadero, generando un aumento del calentamiento global de la Tierra.

Estos son los gases que deberías conocer y que son los más perjudiciales:

● Dióxido de carbono (CO_2). Las conocidas emisiones del CO_2 son las principales responsables de este problema. Este gas proviene del uso de combustibles contaminantes fósiles, la deforestación, la agricultura y la ganadería.

● Metano (CH4), cuyo exceso proviene de la agricultura y la ganadería intensiva y los tratamientos de aguas residuales.
● Ozono (O3), el cual se produce por la quema de combustibles.
● Óxido nitroso (N2O), emitido por bacterias producidas en el suelo como consecuencia de los fertilizantes y tratamientos de residuos animales.

¿QUÉ CONSECUENCIAS TIENE EL EFECTO INVERNADERO?

Medioambientales:
● Deshielo de los glaciares.
● Subidas del nivel del mar.
● Aumento de la temperatura del mar alterando los ecosistemas marinos.
● Desertificación de zonas fértiles.
● Aumento de fenómenos climáticos, inundaciones, incendios, etc.
● Alteración de la biodiversidad de ecosistemas, lo cual tiene como consecuencia la desaparición de especies.

Sociales y económicas:
● Propagación de enfermedades y pandemias.
● Escasez de alimentos.
● Escasez de agua.
● Conflictos por la escasez de recursos naturales y alimentos.

¿QUÉ PUEDO HACER?

● Ahorra energía en casa aumentando la eficiencia energética.
● Cambia tu manera de desplazarte, utiliza el transporte público, comparte vehículo, viaja en bicicleta o camina. Además, tu salud te lo agradecerá.
● Pásate a las energías renovables.
● Participa en iniciativas locales en pro del medio ambiente.
● Ayuda a la reforestación y preserva los bosques. Los bosques eliminan de la atmósfera el CO2 y lo convierten en compuestos orgánicos para su fotosíntesis. ¡Si cuidas el bosque, todos respiramos mejor!
● Di adiós a los plásticos. Piensa que una bolsa de plástico tarda 500 años en descomponerse y que los plásticos están contaminando cada rincón del planeta, especialmente los océanos, provocando fatales consecuencias contra la salud. Los microplásticos son uno de los problemas más importantes actualmente para nuestra salud y la de los animales, ya que estos los consumen inconscientemente y terminan formando parte de nuestros platos.

●Ahorrar agua en la medida de lo posible.

● Apoya la economía circular, un sistema de aprovechamiento de recursos donde prevalece la reducción, la reutilización y el reciclaje de los elementos.

● Consume productos ecológicos y de proximidad, favoreciendo el consumo local, también conocido como *kilómetro cero*.

¿QUÉ ES EL PRODUCTO DE KM 0 O DE PROXIMIDAD?

Los productos de kilómetro cero son aquellos que se producen en un radio de menos de 100 km desde el puesto de venta. De ese modo se reduce la contaminación y el recorrido del producto.

Una buena idea es incentivar la compra en el mercado o en cooperativas que favorecen y apoyan al pequeño productor, dando un impulso a la economía local y rural, que, normalmente, es más justa.

Los alimentos de proximidad son más frescos y de temporada, por lo que son más sabrosos y nutritivos. Al consumirlos se producen menos desperdicios y residuos, ya que se evitan grandes procesos de conservación y largos circuitos de transporte.

¿QUÉ ES LA ALIMENTACIÓN PLANT-BASED?

Es una alimentación basada en plantas (es decir, verduras, algas, frutas, legumbres, cereales, frutos secos, semillas...) y ocasionalmente alimentos de origen animal.

Hay unas zonas en nuestro planeta que se llaman zonas azules. En estos lugares viven las personas más longevas y saludables del mundo, cuya alimentación es plant-based.

Es muy importante incluir alimentos frescos, de temporada y locales, descartando los ultraprocesados.

Es la alimentación que comían nuestros abuelos, la que se cocinaba lento, la que venía directa de la tierra y el mar, la que se consumía con sentido común, sin excesos de proteínas animales y aprovechando al máximo los vegetales.

La Organización de las Naciones Unidas (ONU) y la Organización de las Naciones Unidas para la Alimentación y la Agricultura (FAO), entre otras, alertan de que hay que dar un giro radical al modelo actual de alimentación, pues el actual es insostenible.

La producción de carne intensiva está vinculada a la deforestación, el incremento de los monocultivos como la soja (para la alimentación de los animales de ganaderías extensivas) y el uso del fertilizante, que tanto contamina.

Para producir un kilo de carne de vacuno hacen falta 15 000 litros de agua. Además, el 30 % de la superficie terrestre está destinada al ganado.

RECAPITULANDO

El planeta nos necesita, y nosotros lo necesitamos a él. Por ello, debemos hacer todo lo que esté en nuestra mano para restablecer un statu quo que sea respetuoso con la naturaleza y positivo para nuestra salud.

Es tan simple como recordar las cuatro erres:

Reducir: Intenta crear menos residuos de los que generas.

Reutilizar: Si algo ya no te sirve, debes darle un nuevo uso, o puedes procurar que otra persona haga un buen uso de él.

Reciclar: Un residuo puede convertirse en un producto nuevo y diferente. Es fundamental que en casa separes los residuos y los deposites en los contenedores selectivos.

Recuperar: Si no puedes reutilizar un producto, es muy importante que procures su fácil recuperación, que consiste en procesarlo de forma que vuelva a ser una materia prima de la que producir nuevos productos o materiales sin la necesidad de explotar de nuevo ningún área o sector.

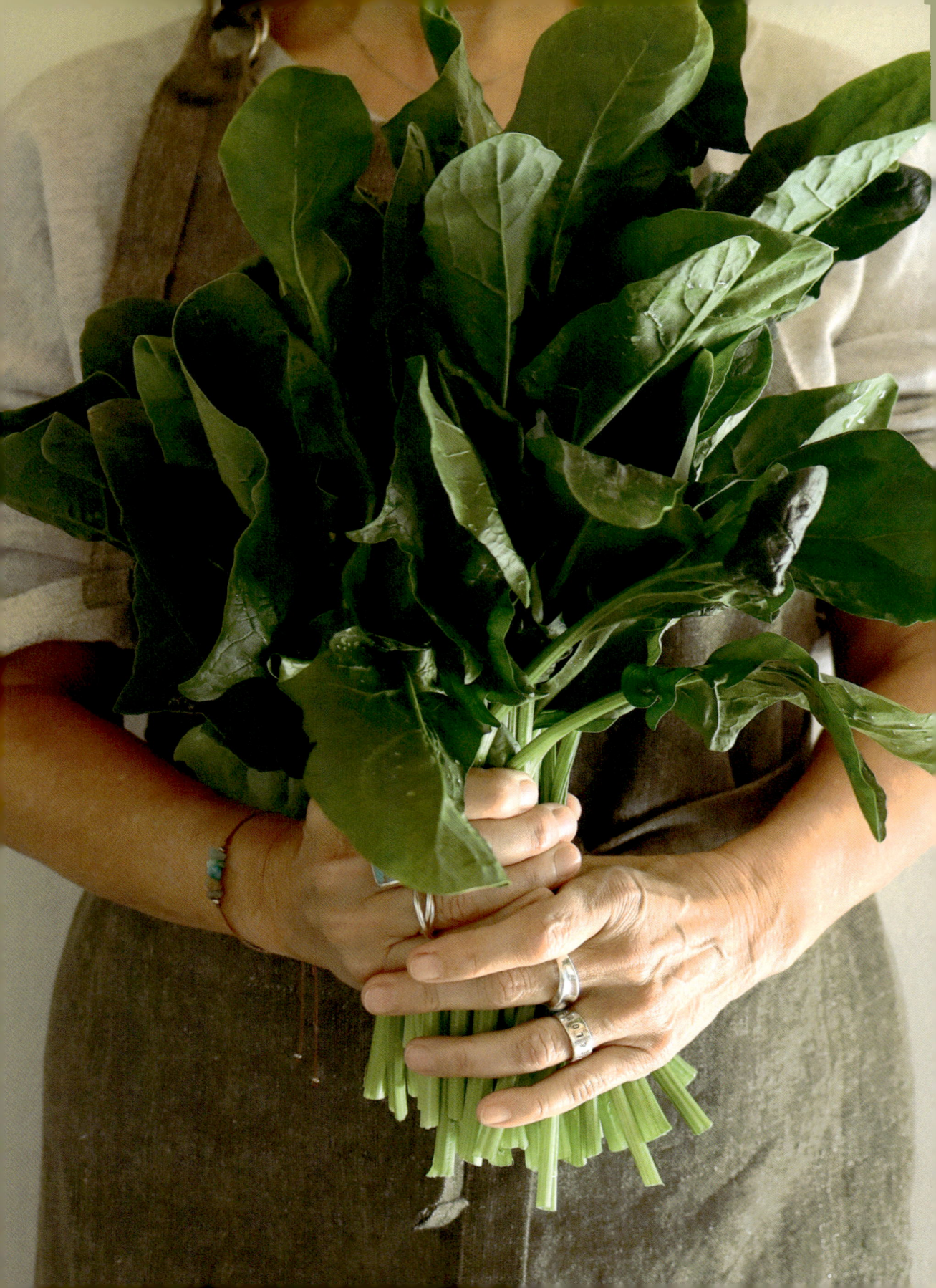

MÉTODOS PARA COCINAR ALIMENTOS

La cocina atrae, atrapa, es un lugar donde se produce pura alquimia, la transformación de la materia prima.

Los alimentos que has comprado en el mercado, cuando se juntan, crean sabores, olores y sensaciones nuevas, y se van transformando en deliciosas recetas y bocados delicados.

La cocina despierta la curiosidad, la imaginación y la creatividad.

Cocinar es un acto de amor hacia los demás, pero también lo es para ti.

El placer que se siente al comer es un agradecimiento a los alimentos, que permiten que se satisfagan tus instintos más primarios.

Poner las manos en la masa, cortar verduras, aliñar la ensalada o escuchar el chup-chup de un guiso provoca en tu organismo unas reacciones bioquímicas que provocan felicidad.

Debes darle la importancia que se merece al acto de cocinar y de comer, nos permiten una meditación activa que acaricia el olfato, el gusto, la vista y el tacto.

Ponerte manos a la obra en la cocina es una tarea simple a la vez que especial. No riñe lo sencillo con lo sabroso.

Puedes preparar una excelente ensalada con pocos ingredientes para tus invitados, servida en una bonita fuente, aderezarla con semillas y una vinagreta de frutos rojos que quita el sentido, pero sin olvidar el ingrediente secreto, la conciencia y la mejor intención para hacer el plato más delicioso del mundo; seguro que lo has conseguido, tus amigos te felicitan y te enorgulleces de que este sentimiento que emana en ti se haya transformado en una receta rica que ha deleitado el paladar de tus seres queridos, y entonces comprendes que las recetas y la comida ni terminan ni empiezan en los alimentos, sino que tú formas parte de ellas y ellas de ti.

Y para hacer eso posible, basta con controlar unas simples técnicas. Quiero compartir contigo algunas maneras de cocinar los alimentos, desde las tradicionales hasta alguna que seguramente te llamará la atención.

VAPOR

Esta técnica es fácil, rápida y limpia. Los alimentos se colocan en una vaporera y se cocinan con el vapor del agua, permitiendo así manipularlos a baja temperatura y en consecuencia perder el mínimo de nutrientes.

HERVIDO

Consiste en cocinar el alimento con agua (o algún otro líquido) en ebullición. Hay que tener en cuenta que en este proceso se pierden vitaminas hidrosolubles como la vitamina C, las del grupo B y algunos minerales.

Aunque prefiero cocinar al vapor que hervir, este último tiene algunas ventajas, como que al cocinar verduras el agua de cocción se puede reservar para otras preparaciones como en caldos o cremas. Procura limpiar bien los alimentos y si son ecológicos mejor.

También es verdad que hay que vigilar el proceso de hervido para que el alimento no se cocine demasiado y pierda consistencia y textura.

ESCALDADO

Radica en cocer el alimento en agua o caldo justo cuando empieza el punto de ebullición durante tan solo unos segundos o unos pocos minutos.

Cuando se saca el alimento, se pasa por agua para cortar esta cocción y de esa manera obtienes una textura y un color más auténticos.

POCHADO O ESCALFADO

Esta técnica consiste en calentar los alimentos en un medio líquido, puede ser agua, vinagre, caldo, leche, mantequilla, aceite o salsa, siempre que su temperatura sea menor a 100 °C.

Esta cocción lenta requiere que se remueva lentamente, consiguiendo así que los alimentos tengan una textura blanda.

BAÑO MARÍA

Este método se basa en proporcionar calor indirecto a los ingredientes, permitiendo así una temperatura suave y constante.

Se deben introducir los ingredientes en un recipiente que quepa dentro de un contenedor más grande lleno de agua y que pondremos al fuego.

HORNO

Es un sistema de cocción que consiste en cocinar los alimentos en un ambiente seco, sometiéndolos a la acción indirecta del calor.

La cocción es lenta y a la temperatura adecuada puedes cocinar con una mínima cantidad de grasa.

Cuando lo metas al horno, normalmente, lo harás colocando los alimentos en una bandeja o molde untado con alguna grasa (como, por ejemplo, un aceite vegetal) o un papel sulfurizado. Debes precalentar el horno a la temperatura que vayas a cocinar antes de introducir dichos alimentos y, cuando este haya alcanzado la temperatura deseada, los vas a introducir.

PAPILLOTE O PAPILLÓN

Este procedimiento consiste en envolver los alimentos en papel vegetal (o aluminio, aunque este no lo recomiendo) o en recipiente de silicona, creando un envoltorio donde se conservan todos los jugos propios de los alimentos. Estos se cocinan en su propio jugo y se potencian el sabor y la jugosidad. Podrás utilizar tanto el horno como el microondas.

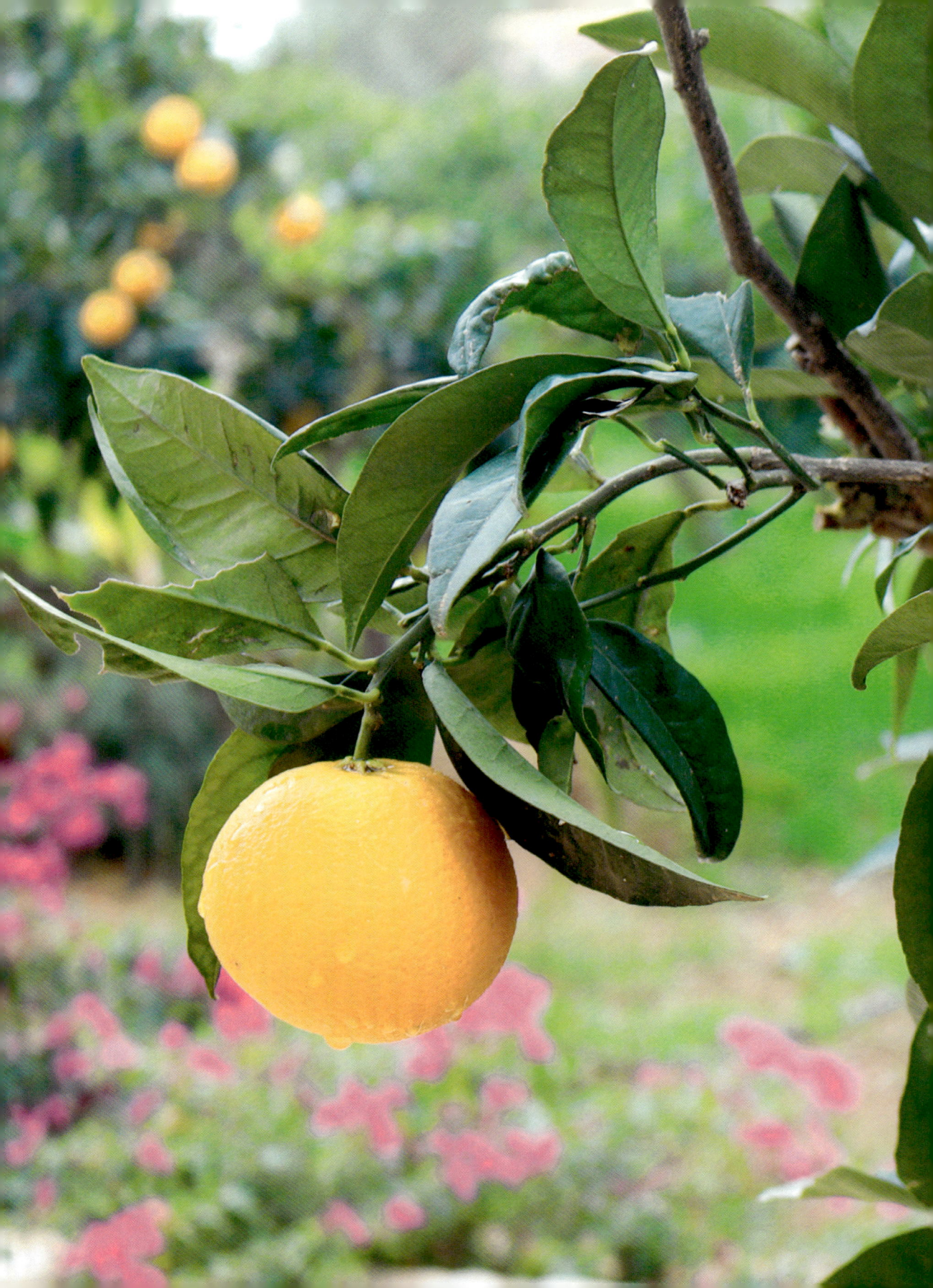

A LA SAL

Es una forma de cocinar los alimentos que permite conservar su sabor porque no se pierden los jugos durante la cocción.

El procedimiento es sencillo, se pone en una bandeja una cama de sal gorda y encima el alimento, que suele ser carne o pescado, aunque algunos tubérculos también son ideales para esta técnica, y encima aplicas uniformemente otra capa de sal humedecida con agua. Lo introduces en el horno el tiempo oportuno y al sacar la bandeja, con cuidado, debes levantar la capa de la sal.

PLANCHA

Este es un método rápido y limpio. Se colocan los alimentos sobre una plancha muy caliente tras poner un poco de aceite.

Es importante controlar la temperatura para que no se queme el alimento, ya que, si lo hace, se produce una reacción química llamada Maillard en la que aparecen sustancias químicas llamadas aminas, asociadas a enfermedades como el cáncer.

BRASA

El alimento se pone sobre las brasas de las llamas.

No suelo recomendar esta técnica porque es muy difícil controlar qué zonas del alimento se exponen más a las brasas y conseguir evitar que estas se quemen.

Como ya te he comentado, si hay zonas demasiado quemadas, nos exponemos a la reacción Maillard.

FREÍR

Consiste en sumergir los alimentos en aceite o grasa caliente. Al finalizar de cocinar estos alimentos es importante secar las frituras en papel absorbente.

Los aceites que mejor aguantan altas temperaturas son el de ghee, el de coco y el de oliva, pero no deben reutilizarse, ya que al freír se altera su estructura química y se da lugar a sustancias nocivas para el organismo. Es un método que solo se utilizará ocasionalmente.

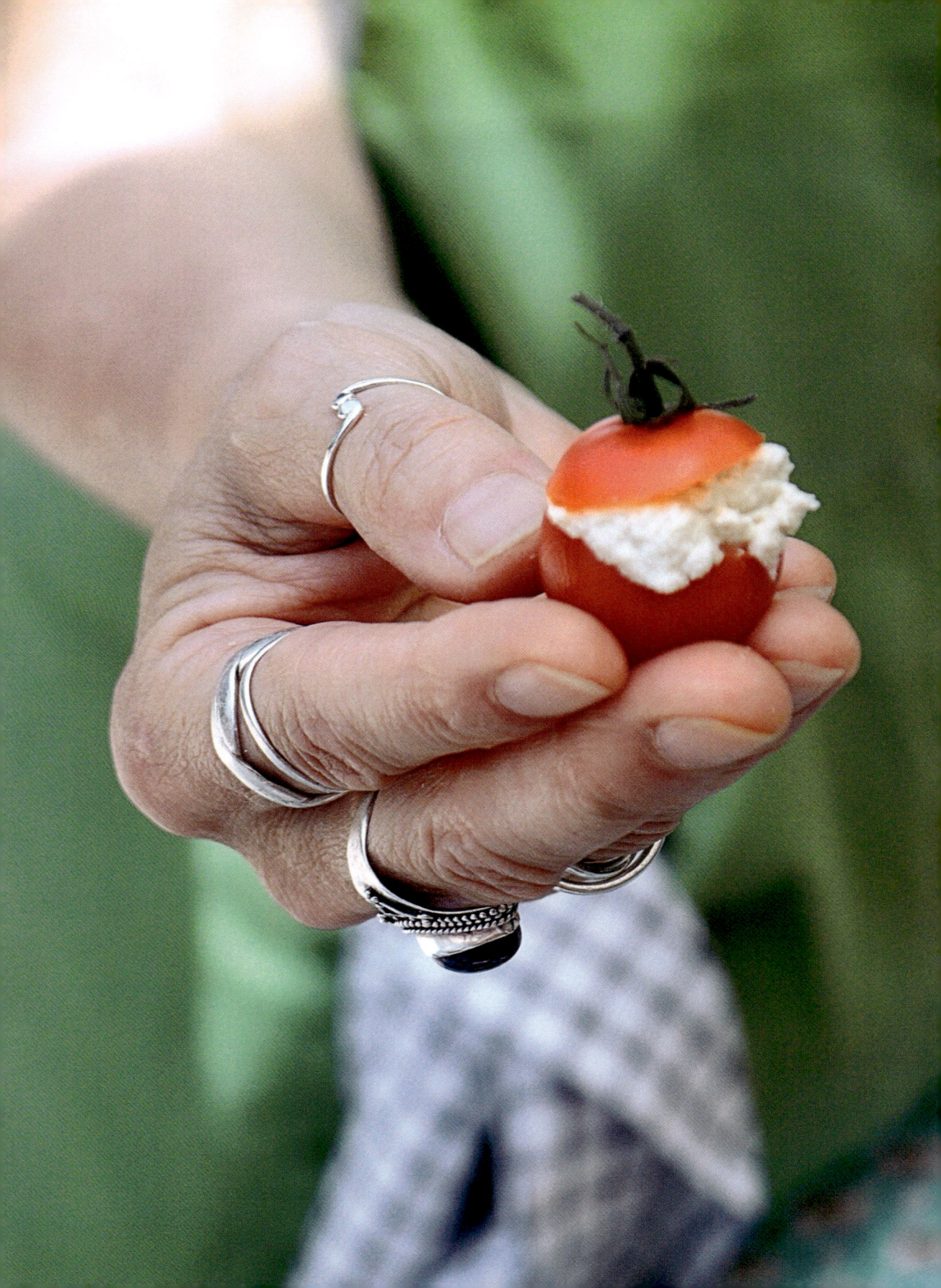

Aclaración: Debes saber que uno de los parámetros que se utilizan para saber si un aceite es óptimo para freír es el punto de humo, que mide la temperatura a la cual empieza a quemarse y, en consecuencia, a producir tóxicos. Sin embargo, este no es un factor determinante para decidir cuál es el mejor aceite para freír. Hay que tener en cuenta la oxidación del mismo.

Los estudios determinan que el aceite de oliva es un potencial ganador porque es antioxidante y además tiene un alto punto de humo.

Truco: Añadir especias antioxidativas como la cúrcuma, el jengibre, la pimienta o el romero. El romero seco o en polvo es el que mejor protege la oxidación del aceite. Echas en una sartén el romero y después el aceite ya verás que está delicioso.

REHOGADO

Se colocan los alimentos a fuego bajo y se utiliza muy poca grasa o aceite. La intención es que los ingredientes pierdan agua y tomen un poco de grasa. Generalmente, este paso es el previo a otras técnicas anteriores.

WOK

Es un salteado que se realiza en un recipiente de hierro similar a una sartén grande con el fondo abombado y grueso.

Se requiere un poco de aceite o grasa y es muy importante que los ingredientes tengan el mismo tamaño, ya que la estructura del wok aplicará calor uniformemente por toda la zona y no queremos que queden alimentos sin cocinar.

ESTOFADO

Es un procedimiento de cocción lento. En un recipiente se cocinan los alimentos sumergidos en caldo o jugo de cocción. Se suele cubrir el recipiente para potenciar el sabor.

GUISADO

Es lo mismo que el estofado, pero con la diferencia de que se parte con un sofrito previo o habiendo rehogado los alimentos. Se cuece a fuego lento, sin tapa, removiendo de vez en cuando.

MICROONDAS

Método algo controvertido, tiene sus defensores y sus detractores.

El horno microondas utiliza una radiación electrónica de 300 MHz a 300 GHz. En el caso de este horno, su frecuencia es de 2,45 GHz, que es un rango similar a las ondas de radio e infrarrojos. El aumento de temperatura se da por calentamiento dieléctrico, lo cual no afecta al alimento. Esta radiación no produce alteraciones a nivel molecular ni genera radicales libres, según estudios científicos, sin embargo, otros dicen que se "desnaturaliza" el alimento.

Tan solo se pueden introducir materiales para la cocción permitidos, como el vidrio, la porcelana, la cerámica o la silicona, nunca plástico, ya que pueden liberar bisfenol, muy perjudicial para la salud.

CROCK POT

Es un método que requiere una olla especial con un temporizador, la cocción es muy lenta y a baja temperatura, no supera los 95 °C, así que las recetas pueden tardar entre 4 y 12 horas en estar listas.

Recuerda a la cocina de la abuela, cuando se dejaba en el fuego toda la mañana, y el resultado es una comida jugosa que se deshace en la boca.

AIR FRYER O FREIDORAS DE AIRE.

Es un método bastante novedoso. Los alimentos se impregnan con una mínima cantidad de grasa y se exponen a aire caliente. Se consigue una cocción similar a los fritos sin los inconvenientes de las frituras.

COCINAR EN EL LAVAVAJILLAS

Es la manera más peculiar de cocinar que conozco.

Aunque parezca extraño, este método resulta interesante, ya que permite aprovechar el calor de los lavavajillas mientras estos se lavan.

Se podría decir en cierto modo que es una cocción o método de aprovechamiento energético a baja temperatura de unos 50 °C a 60 °C.

Los alimentos deben introducirse en tarros de cristal que se cierren herméticamente para evitar contaminación por agua o residuos.

Quiero incluir en este capítulo los germinados, puesto que, si tuviera que dar la medalla de oro a la técnica de tratar un alimento, sin duda sería la germinación.

Tan solo necesitas semillas de buena calidad, unos germinadores (o bolsas de tela o botes de cristal) y un poco de agua.

En el proceso de germinación aumentan exponencialmente los nutrientes de las semillas, además de que esta técnica hace que se eliminen los antinutrientes de las mismas.

Con el germinado consigues brotes repletos de vitalidad.

RECAPITULANDO

Los alimentos contienen nutrientes esenciales, pero la forma en que se preparan puede afectar su calidad nutricional.

Cocinar alimentos tiene beneficios como eliminar toxinas y microorganismos peligrosos, además de mejorar la palatabilidad y permitir el consumo de ciertos alimentos como cereales, legumbres y tubérculos que no son comestibles en su estado natural.

También ayuda a reducir antinutrientes que pueden ser perjudiciales. Sin embargo, la cocción puede llevar a la pérdida de algunas vitaminas y enzimas.

Desde la perspectiva de la medicina china y ayurveda, se recomienda evitar el consumo excesivo de alimentos crudos o fríos, ya que pueden debilitar la digestión. Idealmente, la dieta debe incluir algunos alimentos crudos, como frutas y ciertas verduras, y otros cocinados de manera que conserven la mayoría de sus nutrientes.

Es crucial usar utensilios de cocina sin materiales tóxicos como aluminio o teflón y libres de PFOA, PFOS y BFA para evitar riesgos a la salud.

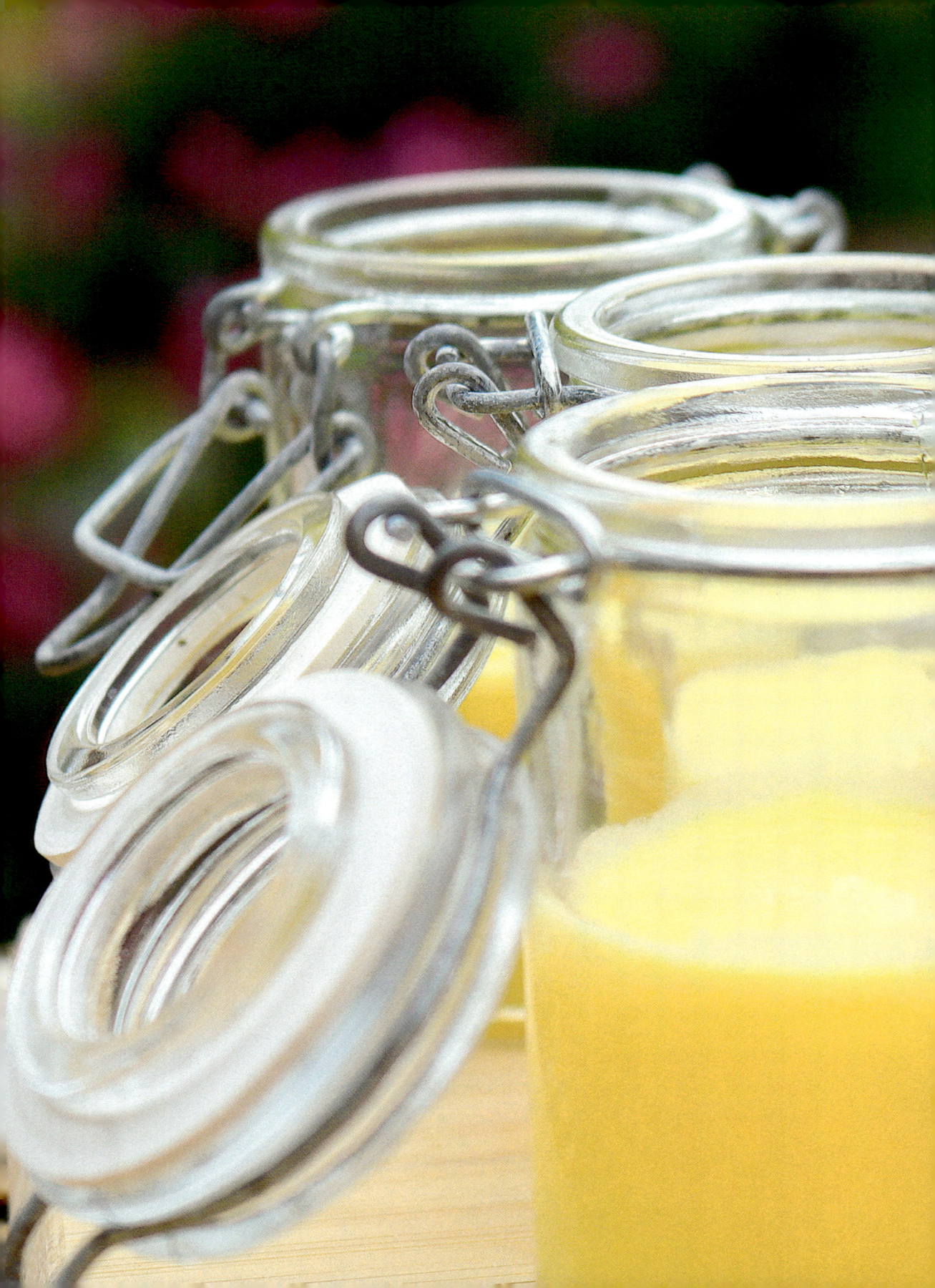

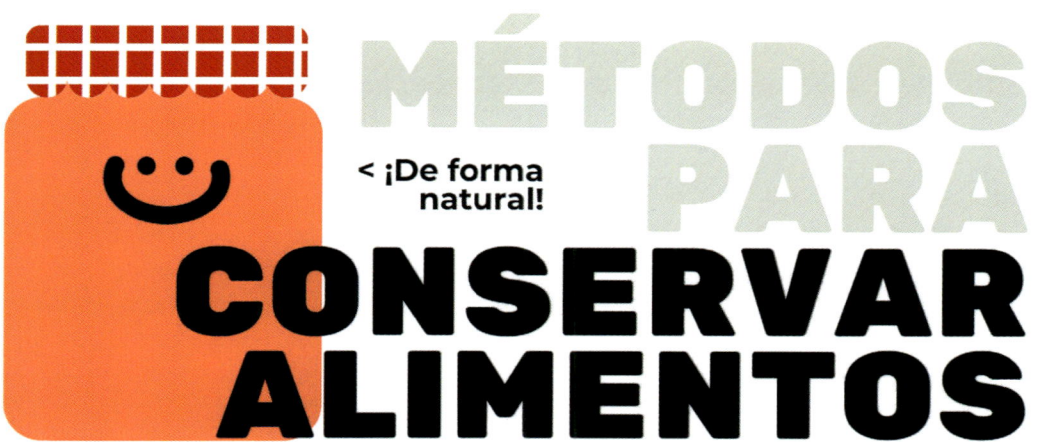

MÉTODOS PARA CONSERVAR ALIMENTOS

< ¡De forma natural!

¿Te imaginas ir a la despensa y no tener a mano un bote de garbanzos o no tener un simple congelador en tu cocina? Estas cosas son impensables a día de hoy porque lo tienes todo a mano, en un abrir y cerrar de ojos.

Pero no nos damos cuenta de lo importante que ha sido la conservación de alimentos en nuestra historia y que ha sido de vital importancia para que la humanidad haya llegado hasta el día de hoy.

En la antigüedad los humanos dependían de los métodos de conservación para hacer frente a épocas difíciles y a la escasez alimentaria. La conservación de alimentos permitió a estas antiguas civilizaciones echar raíces y formar comunidades.

Las comunidades que vivían en climas muy fríos congelaban sus alimentos y los que vivían en zonas más cálidas los secaban al sol, y así poco a poco se fueron adquiriendo nuevos métodos que facilitaron la conservación de los alimentos.

Algunos métodos tradicionales que puedes practicar en tu casa:

SALAR
Consiste en cubrir el alimento con sal marina.

Las propiedades de la sal se encargan de cambiar la composición de los alimentos para retrasar el sobrecrecimiento de patógenos curados.

ADOBAR

Se trata el alimento en crudo y se sumerge en un recipiente lleno de adobo, generalmente hecho con aceite, limón, vino o cualquier otro líquido, además de especias.

DESECADO

Este método es uno de los más antiguos que existen y consiste en privar de agua a los alimentos secándolos en condiciones naturales como el sol o el viento.

DESHIDRATACIÓN

Es el mismo método que elimina el agua de los alimentos, pero su tratamiento requiere calor artificial mediante una deshidratadora o usando el calor de un horno convencional.

ENCURTIDO

Esta técnica incorpora los alimentos en agua con una alta concentración de sal, salmuera, o por inmersión en una solución con vinagre.

ESCABECHADO

Forma de conservación donde interviene el fuego, el vinagre, el aceite y las hierbas aromáticas. De este modo creamos un medio muy ácido que impide la proliferación de microorganismos. Con este medio se cuece, se adereza y se conserva el producto.

CONSERVACIÓN EN ACEITE

Se basa simplemente en sumergir en aceite los alimentos previamente cocinados o incluso crudos. Son envasados en un tarro de cristal al vacío. El aceite de oliva, que recomiendo encarecidamente, es un poderoso antioxidante natural que protege los alimentos de microorganismos patógenos. Además, se le pueden incluir hierbas aromáticas y especias, para conservar y aromatizar al mismo tiempo.

AZUCARADO (mermeladas, compotas, confituras, jaleas, etc.)

Se utiliza el azúcar para conservar la fruta y algunas verduras.

El azúcar es un antiséptico natural. Además, en determinadas concentraciones (alrededor del 65 %) promueve la fermentación, especialmente la alcohólica.

FERMENTACIÓN

La fermentación natural es tan antigua como el hombre.

Se produce un cambio químico por una levadura, unas bacterias o un moho.

El principal beneficio es la conservación de azúcares y carbohidratos.

Se preservan los alimentos a través del ácido láctico, el ácido acético y fermentaciones alcohólicas. Es un método que, además de conservar, proporciona múltiples beneficios para la salud. Aporta vitaminas y enzimas que ayudan a predigerir los alimentos, a la vez que alimentan nuestras bacterias beneficiosas del intestino grueso.

CONGELACIÓN

Es una manera de conservación de los alimentos muy rápida y sencilla. Consiste en la solidificación del agua contenida en ellos, es decir, el agua se convierte en hielo y así los patógenos no pueden proliferar.

REFRIGERACIÓN

Es la conservación de los alimentos en frigoríficos a una temperatura de unos 4 °C, de este modo los microbios patógenos tardarán más en multiplicarse y la durabilidad del producto será mayor.

RECAPITULANDO

Como ves, es tan importante la conservación del alimento como su propio consumo.

La correcta conservación de los alimentos es indispensable para evitar la proliferación de microorganismos y la contaminación en estos, y consecuentemente en nosotros cuando los ingerimos.

Conocer los métodos de conservación te ayudará a que tu alimentación diaria sea más sencilla y segura.

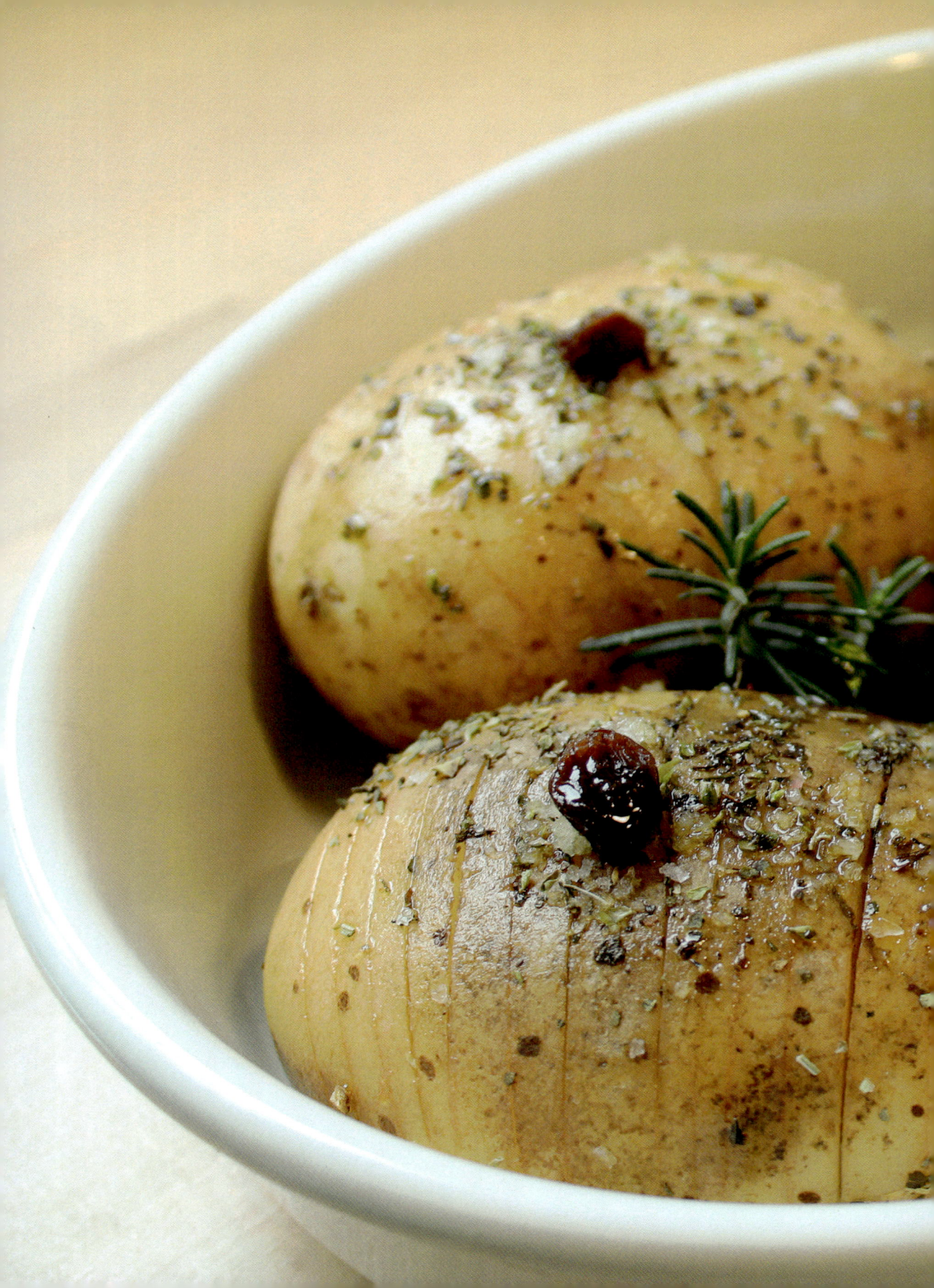

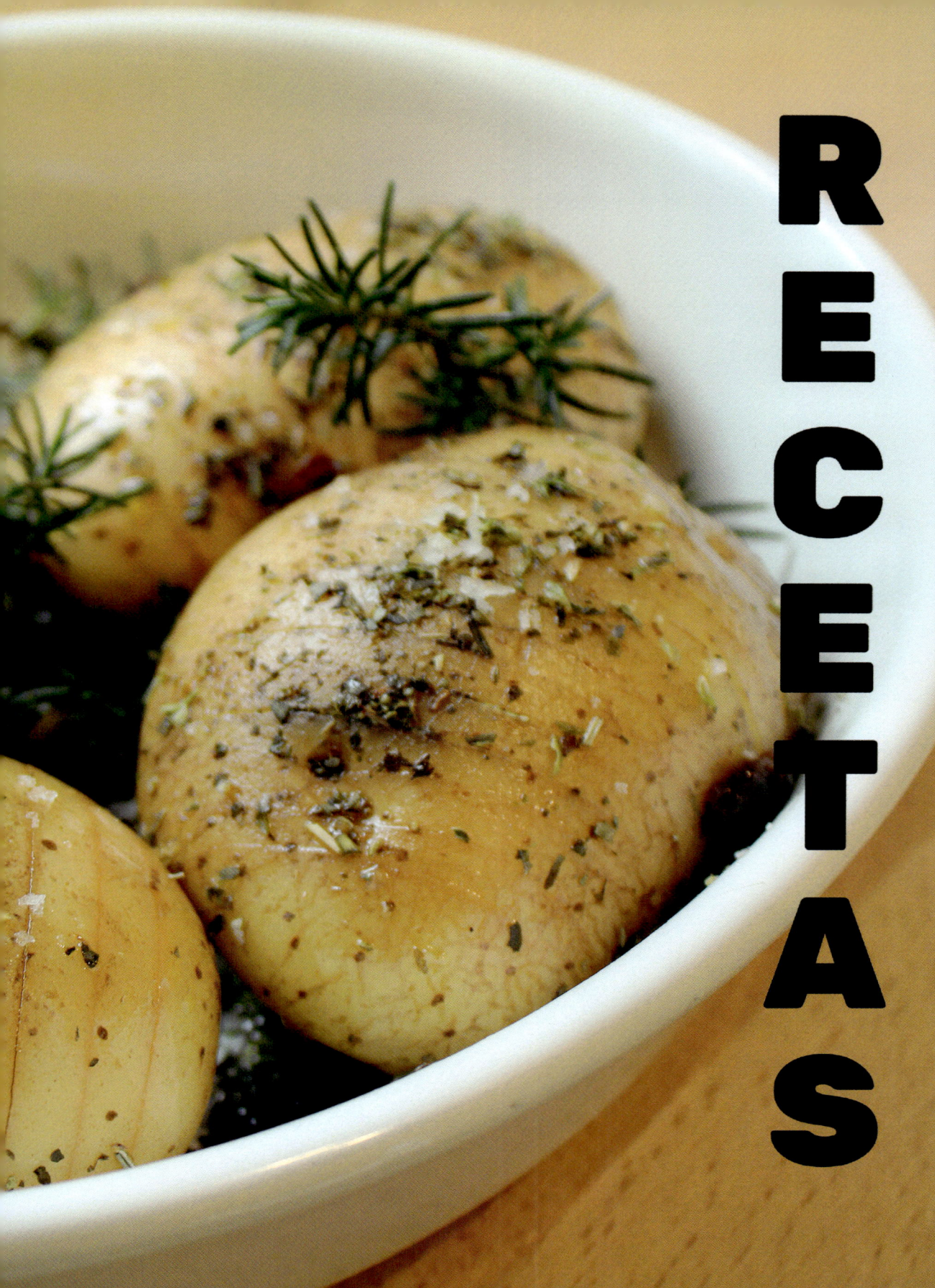

RECETAS

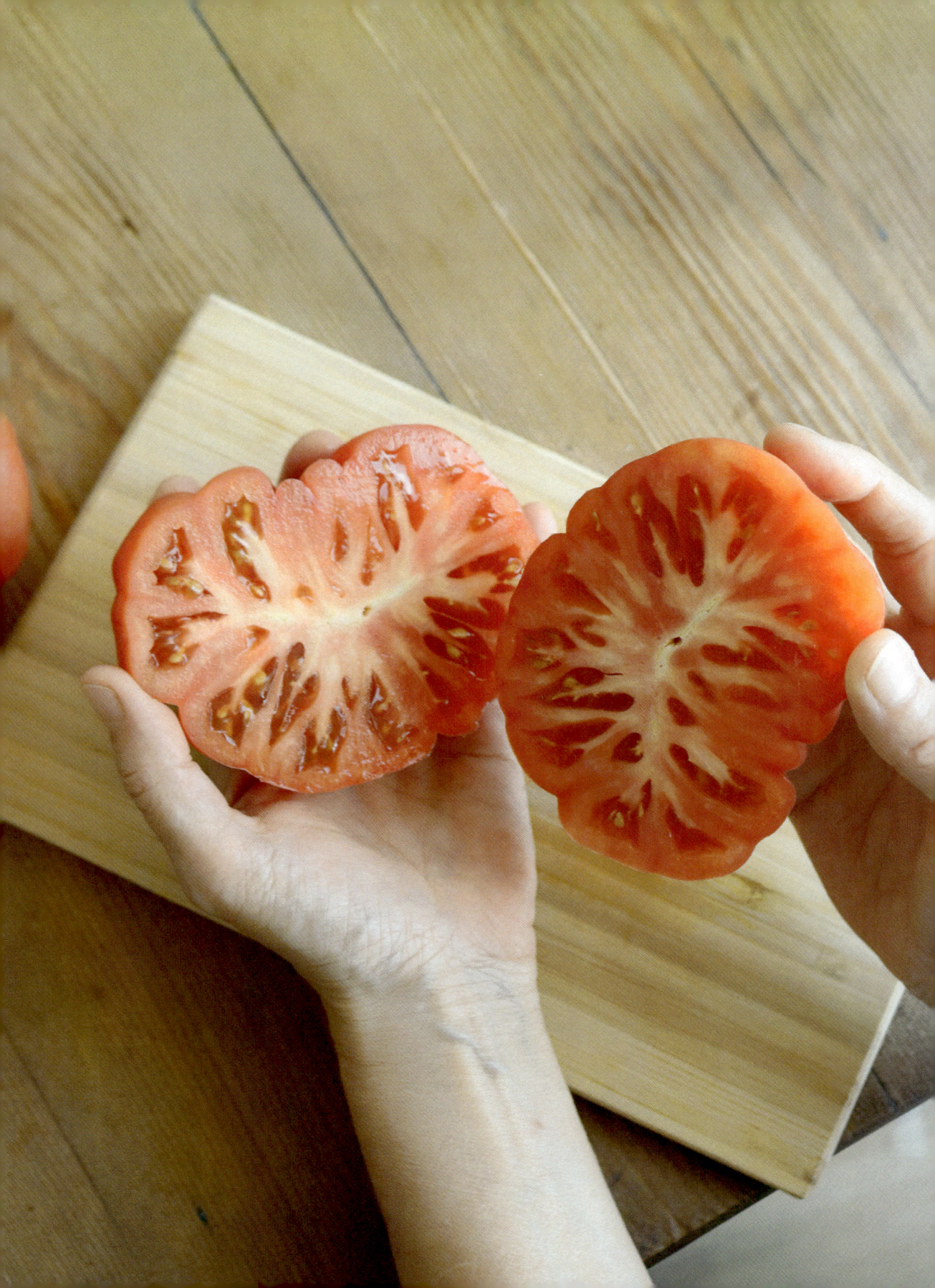

ANTES DE EMPEZAR A COCINAR PIENSA QUE:

● El AOVE es Aceite de Oliva Virgen Extra.

● El Garam masala es una mezcla de especias popular de la India.

● El huevo de gallina se puede sustituir por un huevo de lino (debes triturar las semillas de lino y mezclar dos cucharadas del polvo resultante con seis cucharadas de agua y dejarlo reposar hasta que obtengas una textura de huevo batido).

● La levadura nutricional es una levadura en su forma inactiva que se utiliza para enriquecer platos, viene en forma de copos y su sabor recuerda al queso.

● La mostaza de Dijon es una mostaza de sabor fuerte hecha con granos de Brassica nigra.

● El pan naam es un pan plano típico de la India.

● El sirope de arce es el resultado de la extracción de la savia de un árbol autóctono de Canadá.

● El sirope de agave se obtiene de los jugos que se extraen de la planta del agave.

● El tahini es una pasta de semillas de sésamo.

● El tap de Cortí es una variedad autóctona de Mallorca de pimentón rojo dulce y natural con un aroma especial.

● El tamari es una salsa de soja elaborada solamente con soja fermentada.

● El tofu o queso de soja se obtiene de la coagulación de la soja cocida.

Medidas:

● c. s.: cuchara sopera

● c. p.: cuchara de postre

● c. c.: cuchara de café

El recetario que viene a continuación es algo peculiar, y es que con un producto protagonista tienes un desayuno, una comida y una cena.

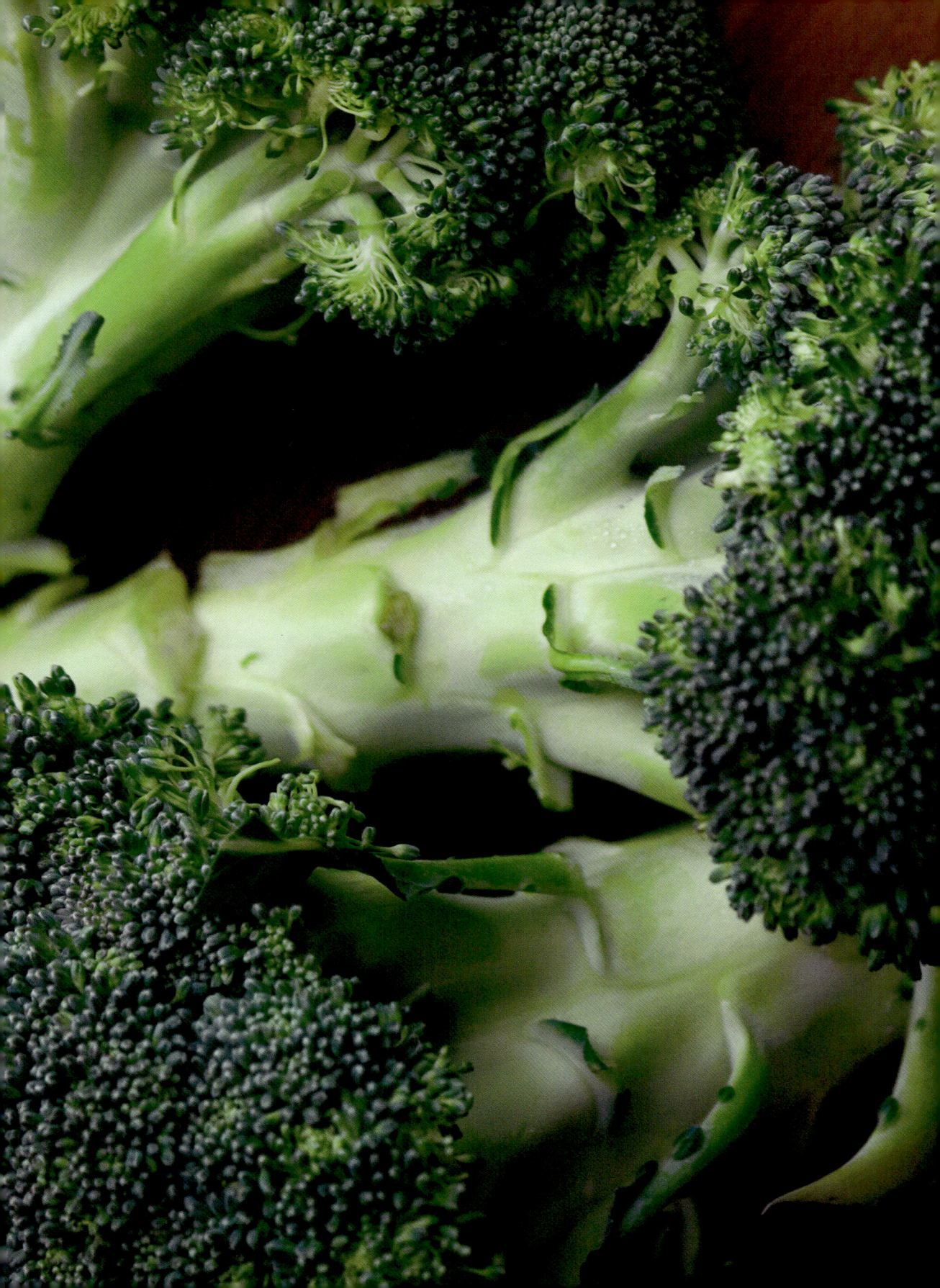

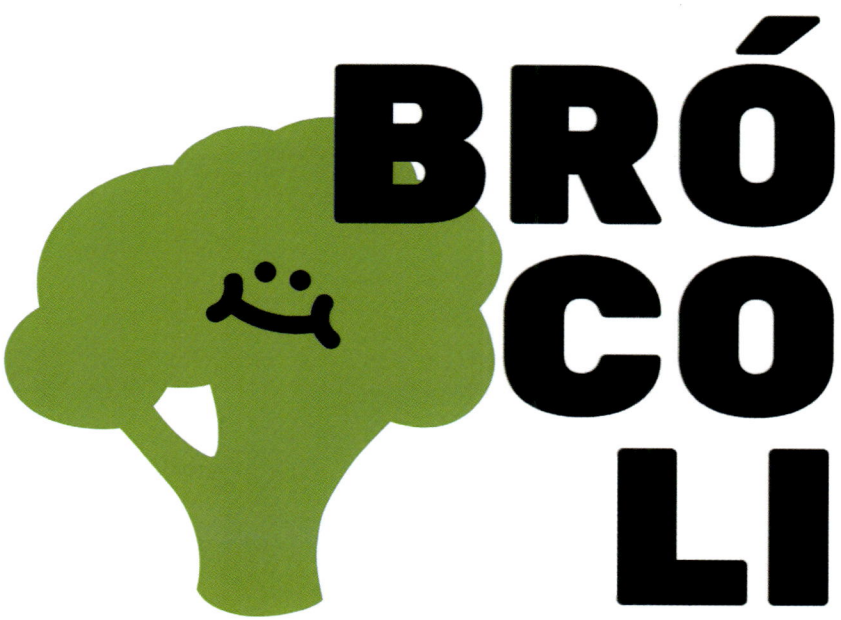

BRÓCOLI

El brócoli es una de las verduras más generosas a nivel nutricional que podemos comer. Viene de la familia de las crucíferas, familiar directo de las coles.

Muy rico en vitamina C, tan solo 200 gramos de brócoli cubren el consumo diario recomendado de esta vitamina. En él destacan (por orden) el ácido fólico, la vitamina A, las vitaminas del grupo B (B1, B2 y B6), el calcio, el fósforo, el potasio, el hierro, el yodo, el cobre, el zinc y el manganeso.

Sus componentes azufrados y los antioxidantes que contiene le otorgan un efecto protector frente al cáncer y el envejecimiento, además de ser un extraordinario protector de la mucosa digestiva.

curiosidad:
Los romanos ya lo cultivaban y lo llamaban «los cinco dedos verdes de Júpiter», pues creían que les proporcionaría mucho vigor.

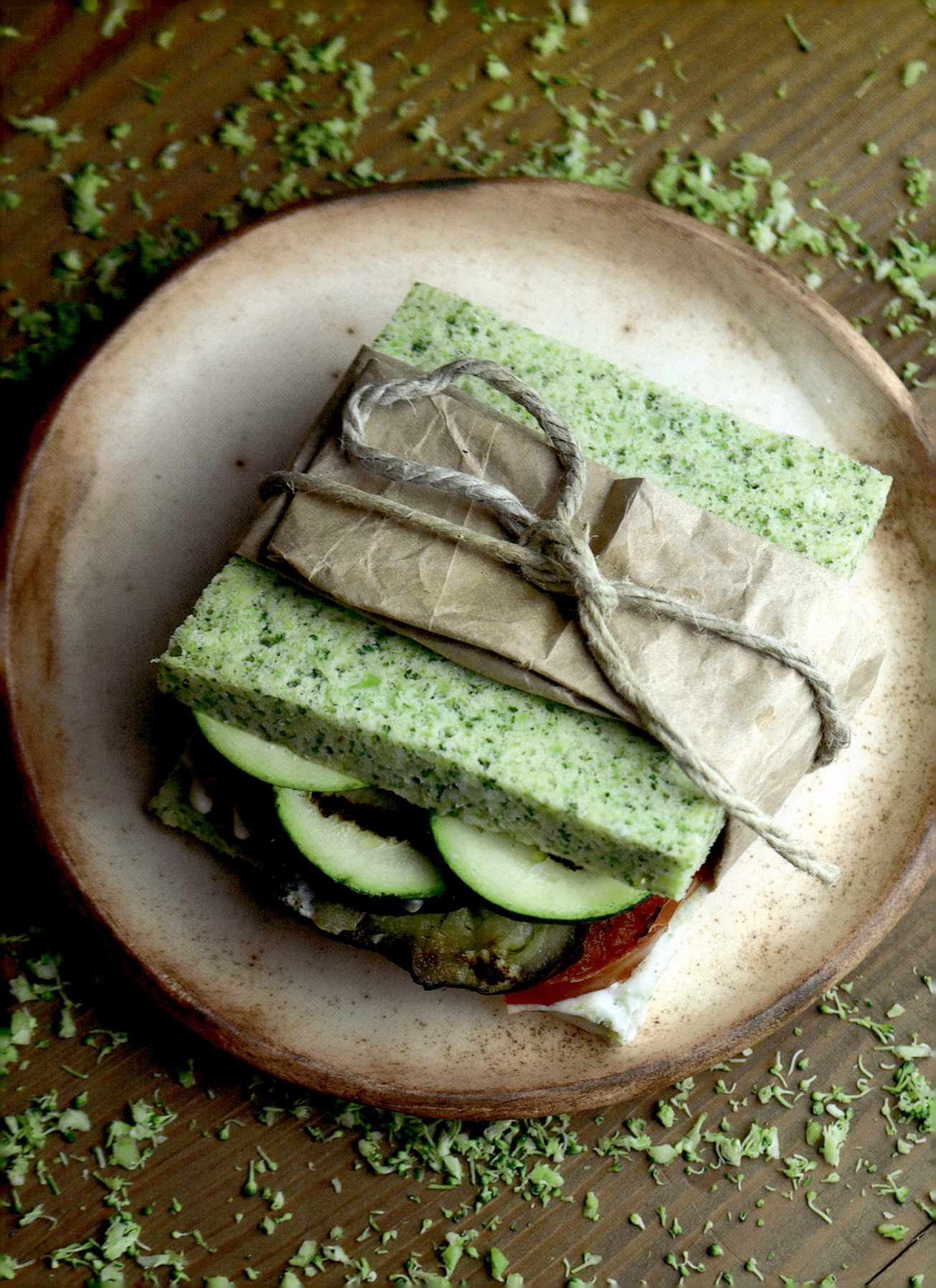

SÁNDWICH DE PAN DE BRÓCOLI

Ingredientes:

Pan:
- 80 g de harina de espelta, trigo sarraceno o avena
- 200 g de cuscús de brócoli
- 1 huevo
- 1 c.p. de levadura
- Orégano seco
- 1 c.s. de AOVE
- Sal marina.

Relleno:
- Rodajas de calabacín
- Rodajas de tomate
- Rodajas de berenjena
- Mayonesa o veganesa.

Elaboración:

- Precalienta el horno.
- Corta los arbolitos de brócoli y lávalos bien.
- Sécalos envolviéndolos en un trapo o poniéndolos en un escurridor de ensalada.
- En una picadora o procesador de alimentos añade el brócoli y tritúralo para conseguir el cuscús de brócoli.
- Bate el huevo en un bol y añádele todos los ingredientes.
- Mezcla hasta obtener una masa homogénea.
- En una bandeja de horno forrada con papel de hornear extiende la mezcla. No debe ser muy fina, es para un sándwich.
- Hornea la masa a 200 °C durante 20 minutos por una cara y 10 minutos por la otra, y cuando esté lista sácala y déjala enfriar.
- Córtala en cuadrados para montar el sándwich.

Montar el sándwich: Corta rodajas finas de calabacín, de tomate y de berenjena y pásalas por la plancha vuelta y vuelta. Pon una gotita de aceite y sal en cada cara. Sobre un trozo de pan de brócoli unta mayonesa o veganesa, coloca por capas las verduras y cierra con otra de pan.

CURRY DE BRÓCOLI Y GARBANZOS

Ingredientes:

- 1 brócoli
- 1 cebolla
- 350 gramos de garbanzos cocidos
- 400 ml de leche de coco ecológica o de yogur de coco
- 200 ml de caldo vegetal
- Perejil picado
- 1 c. s. de curry en polvo
- 1 c. p. de comino molido
- AOVE
- Sal.

Elaboración:

- Limpia y corta en arbolitos el brócoli y divídelos en 3 partes.
- Cocínalos al vapor durante 5 minutos. Resérvalos.
- Pica la cebolla y el perejil.
- En una cazuela pon 4 c. s. de aceite y pocha la cebolla con el curry, el comino y la sal.
- Añade el caldo vegetal, la leche de coco, los garbanzos cocidos y el brócoli.
- Mézclalo bien y cocínalos durante 10 minutos.
- Sírvelo caliente, solo o acompañado con arroz basmati o pan naam.

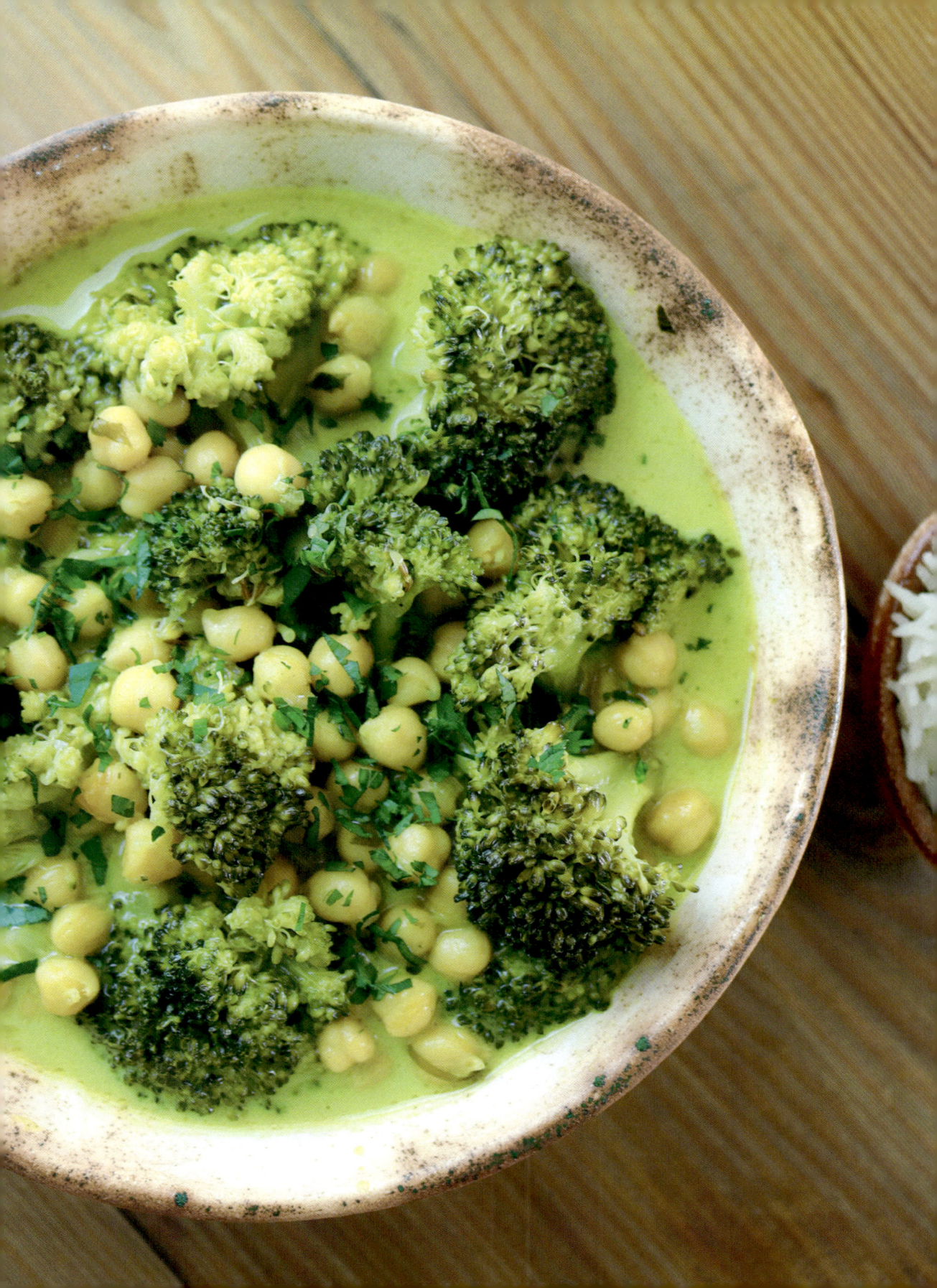

CENA

CREMA DE BRÓCOLI

Ingredientes:

- 1 brócoli grande
- 1 patata grande
- 2 puerros
- 1 litro de caldo vegetal
- 100 ml de nata vegetal
- 1 c. p. comino molido
- 1 pizca de pimienta blanca
- AOVE
- Sal marina
- Germinados.

Elaboración:

- Lava el brócoli y trocéalo en ramilletes (desecha la parte más dura).
- Lava los puerros, quítales las partes verdes y córtalos en rodajas.
- Monda las patatas y córtalas a trozos.
- En una olla con un poco de aceite agrega el puerro y rehógalo cinco minutos a fuego lento.
- Añade el brócoli y la patata y sigue cocinando durante un par de minutos.
- Agrega el caldo, la sal y el comino y ponlo a fuego alto para que hierva.
- Una vez que hierva, baja a fuego medio y mantén la cocción durante 30 minutos.
- Procesa todos los ingredientes en una batidora hasta obtener una mezcla homogénea.
- Vuelve a poner la mezcla en la olla y agrega la nata.
- Remueve para que se integren bien todos los ingredientes.
- Sirve caliente con un chorrito suave de AOVE, unas escamas de sal marina y unos germinados

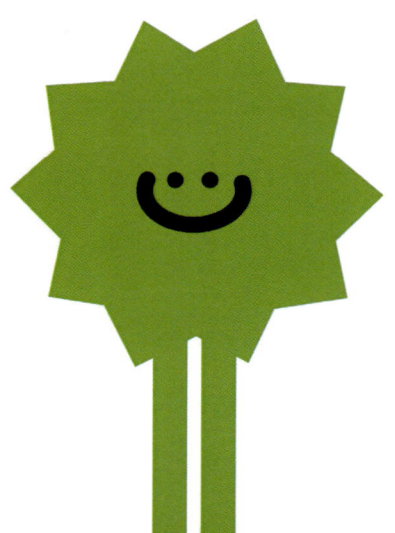

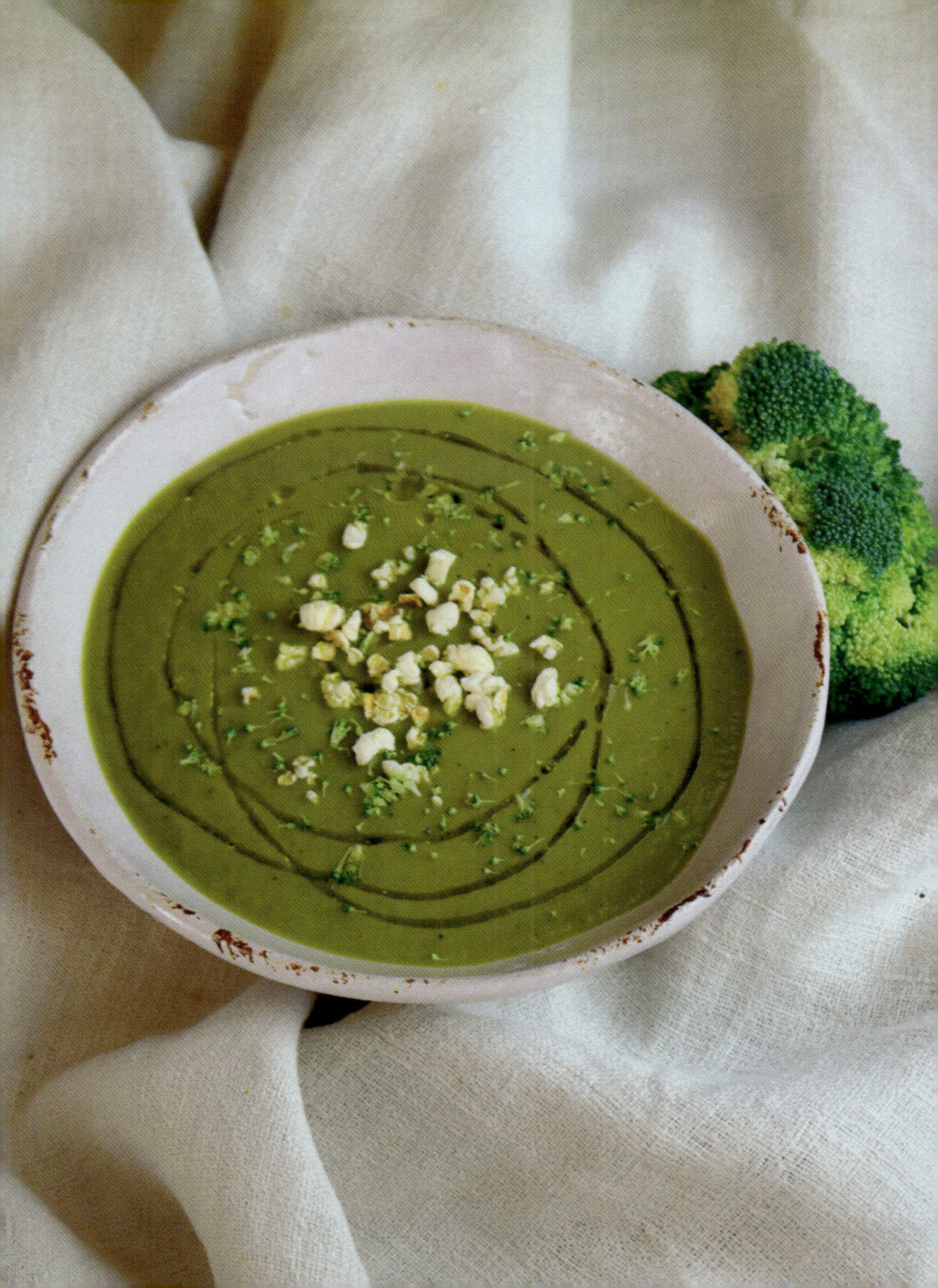

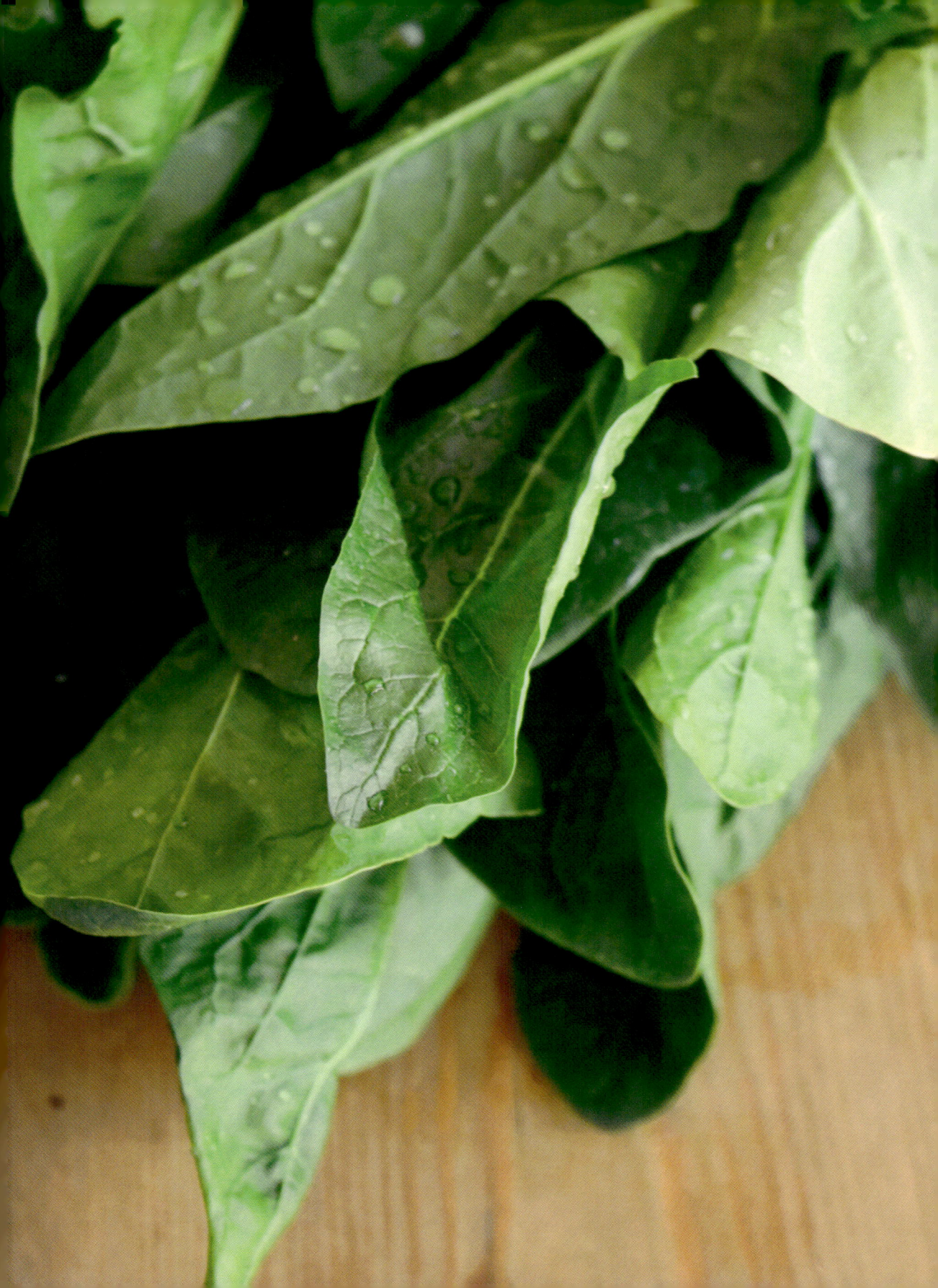

ESPINACAS

Las hojas tiernas de las espinacas son muy generosas en nutrientes a pesar de venir de una verdura tan humilde.

Aunque son muy ricas en hierro, también contienen oxalatos, un antinutriente que impide la absorción total del hierro.

También destaca en esta verdura el ácido fólico, también conocido como vitamina B9 (muy acertado para las embarazadas, ya que se recomienda para prevenir la espina bífida), imprescindible para la formación de tejido óseo y evitar hemorragias.

Cabe señalar sus betacarotenos, la clorofila, el calcio, el fósforo, el azufre y la fibra.

Es una verdura que ayuda a mejorar la vista y previene la anemia, el colesterol, la hipertensión y el sobrepeso.

Recuerda que, para absorber mejor su carga de hierro, debes combinar las espinacas con alimentos ricos en calcio, como lácteos fermentados.

curiosidad:
Durante la Primera Guerra Mundial, a los soldados que sufrían hemorragias les hacían beber vino con jugo de espinacas, ya que pensaban que por su alto contenido en clorofila les servía para acortar el tiempo de recuperación.

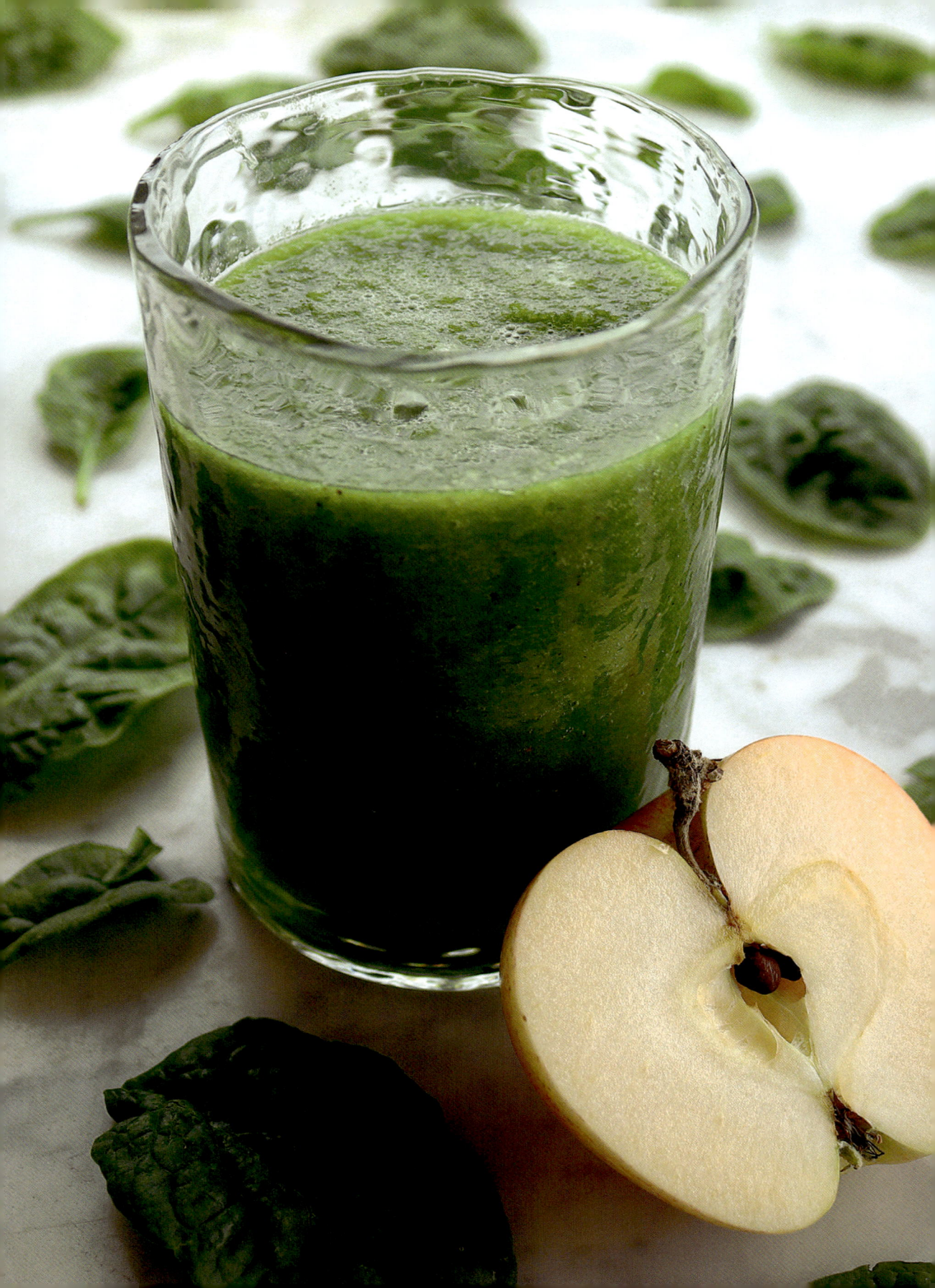

BATIDO VERDE ALCALINIZANTE

Ingredientes:

● 1 puñado de espinacas
● 1 pepino
● 1 manzana roja
● 1 rodaja fina de jengibre
● Unas hojas de hierbabuena
● Un chorrito de limón
● 200 ml de agua.

Elaboración:

● Lava bien el pepino, las espinacas y la manzana.
● Trocea todo y pela el jengibre.
● Pon los ingredientes en una batidora junto a unas hojas de hierbabuena, un chorrito de limón y el agua.
● Tritura a máxima potencia y listo.

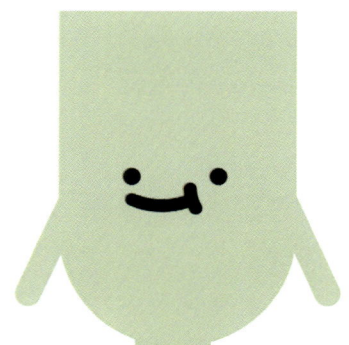

SAAG CHANA PALAK

Ingredientes

Saag Chana Palak:
- 3 tazas de garbanzos hervidos
- 1 tomate grande
- 4 tazas de espinacas
- 1 cebolla
- 1 diente de ajo
- 1 rodaja fina de jengibre fresco
- 1 chile verde
- ½ c. p. de garam masala
- 100 ml de leche vegetal de coco
- AOVE
- Agua
- Cilantro (opcional).

Templado picante:
- ½ c. s. de AOVE
- 1 chile rojo grande o 2 pequeños
- 1 ajo picado.

Elaboración

Templado picante:
- Pon el aceite en una sartén e incorpora los chiles y el ajo. Cocina a fuego bajo para dorar el ajo y apaga.
- Échalo por encima del plato con unas gotas de limón.

RECUERDA: Puedes servir este plato más cremoso para comer con cuchara o más espeso para comer con pan naam.

Elaboración

Saag Chana Palak:
- En una cacerola agrega 1,5 c. s. de aceite de oliva a fuego alto.
- Baja el fuego y añade el jengibre picado, el ajo picado y el chile en tiras finas.
- Saltea más o menos 1 minuto.
- Incorpora la cebolla picada y saltea hasta que esté dorada.
- Agrega las espinacas enjuagadas y troceadas. Saltea unos minutos más.
- Retira del fuego y deja enfriar.
- Una vez enfriados, pásalos a una batidora y añade cilantro (opcional) y unos 100 ml de leche de coco. Te quedará una pasta que debes reservar (esta mezcla se llama saag).
- Pica el tomate y saltea en la sartén con aceite de oliva a fuego medio/bajo hasta que esté blando. Pon sal.
- Añade el garam masala, mézclalo bien y agrégale los garbanzos y una taza y media de agua.
- Cubre la cacerola con una tapa y cocina a fuego bajo unos 5 minutos.
- Pasado este tiempo, incorpora la mezcla saag.
- Remueve bien para que se mezcle todo y cocina a fuego bajo un par de minutos más.
- Rectifica de sal si es preciso y añade un poco de zumo de limón.

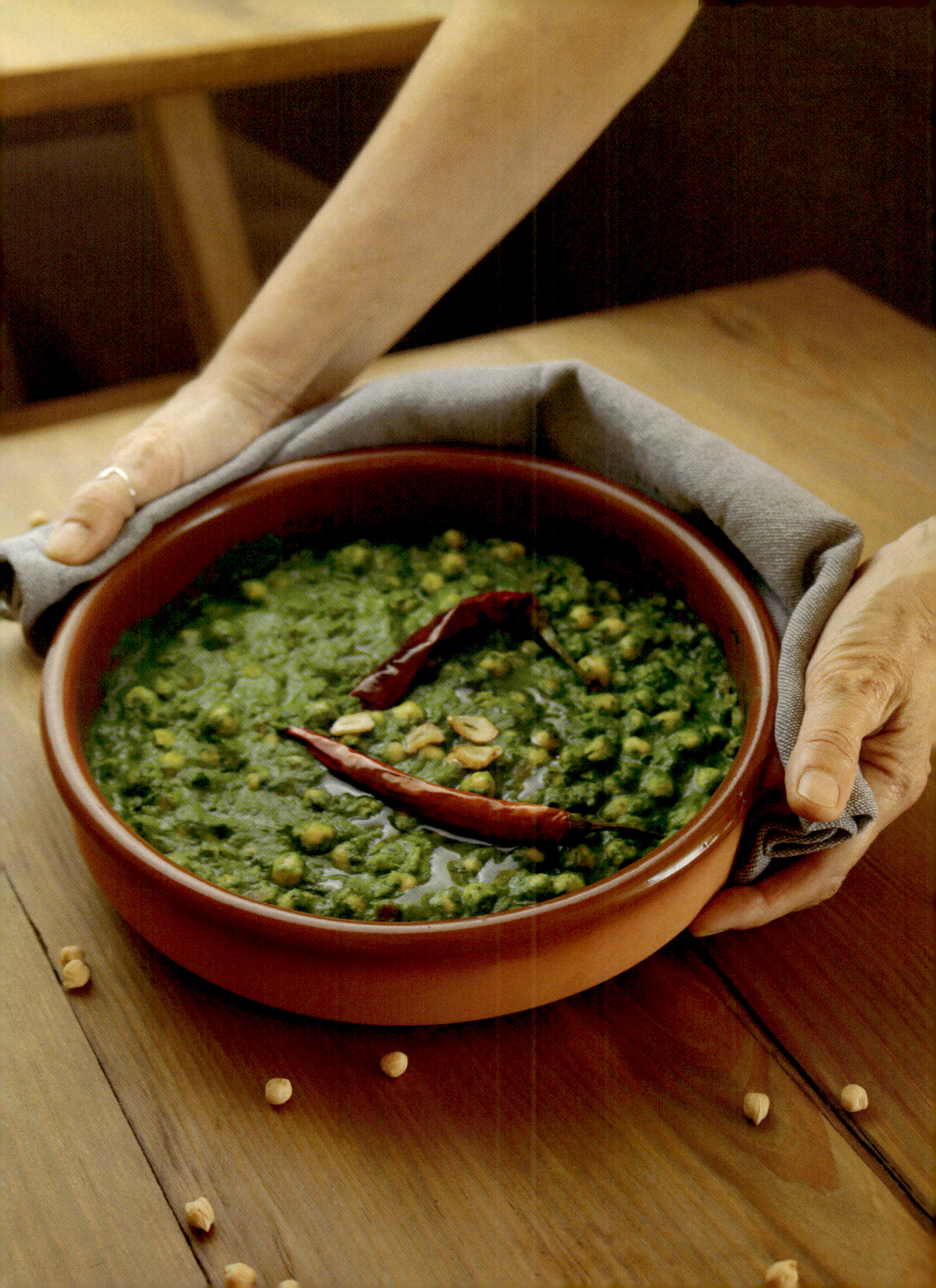

RAITA DE ESPINACAS

Ingredientes:

- 2 yogures vegetales
- 1 manojo grande de espinacas frescas
- 6 rabanitos
- 1 pepino pequeño
- 1 c. p. de cebollino
- 1 c. p. de perejil fresco
- ½ c. p. de comino en grano
- ½ c. p. de semillas de mostaza
- Sal
- Pimienta
- AOVE.

Elaboración

- Lava y pica los rabanitos, el pepino, las espinacas, el perejil y el cebollino.
- Pon el comino y las semillas de mostaza en una sartén con un poco de aceite a fuego medio hasta que se tuesten ligeramente.
- En la misma sartén añade las espinacas y saltéalas un poco.
- Pon los yogures en un bol y añádeles las espinacas, los rabanitos picados y el pepino.
- Mézclalo todo con unas varillas.
- Sírvelo con un chorrito de aceite por encima.

< ¿Qué es una Raita?

Elaboración típica de la cocina India, es una salsa cuya base es yogur.

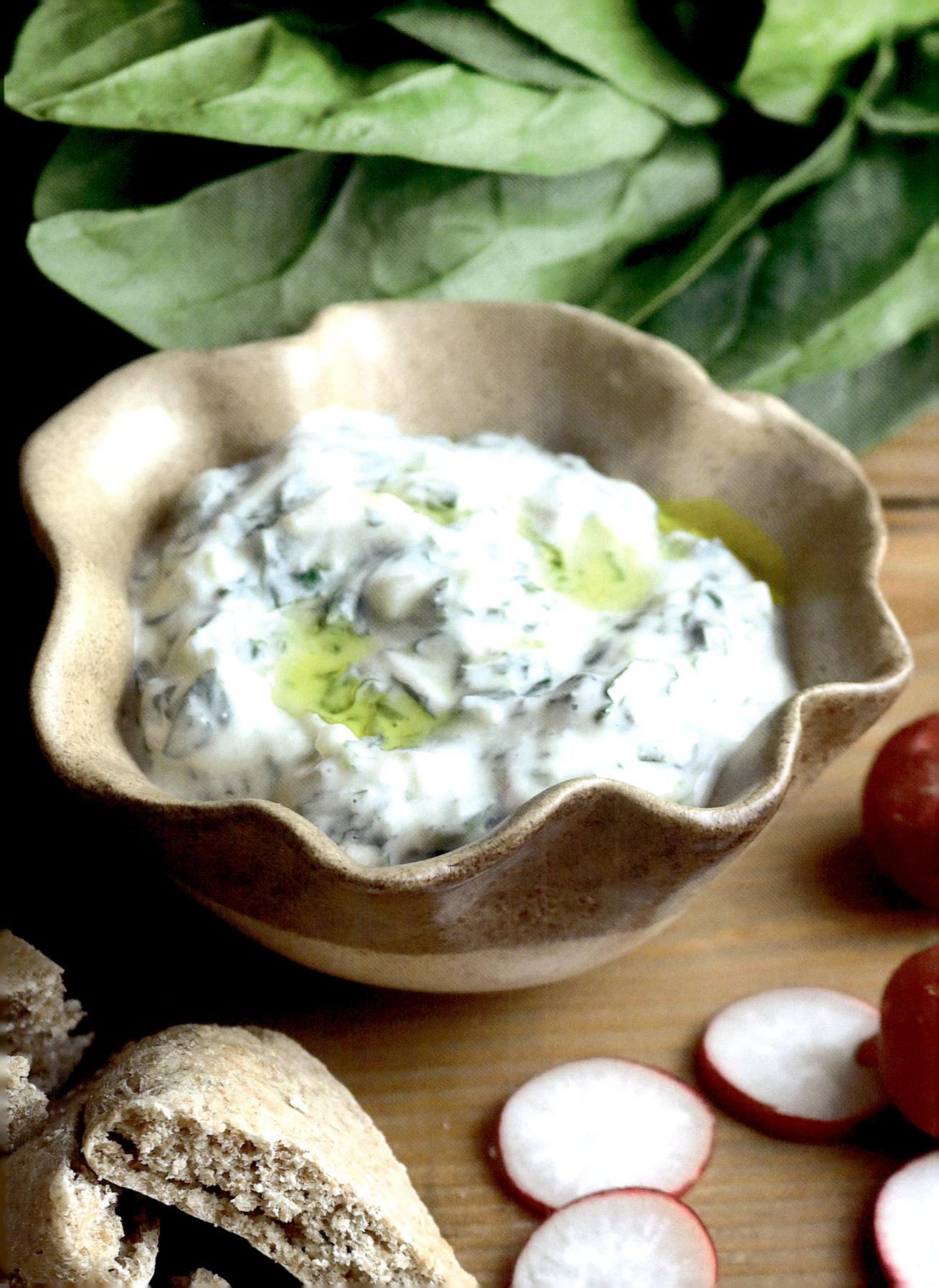

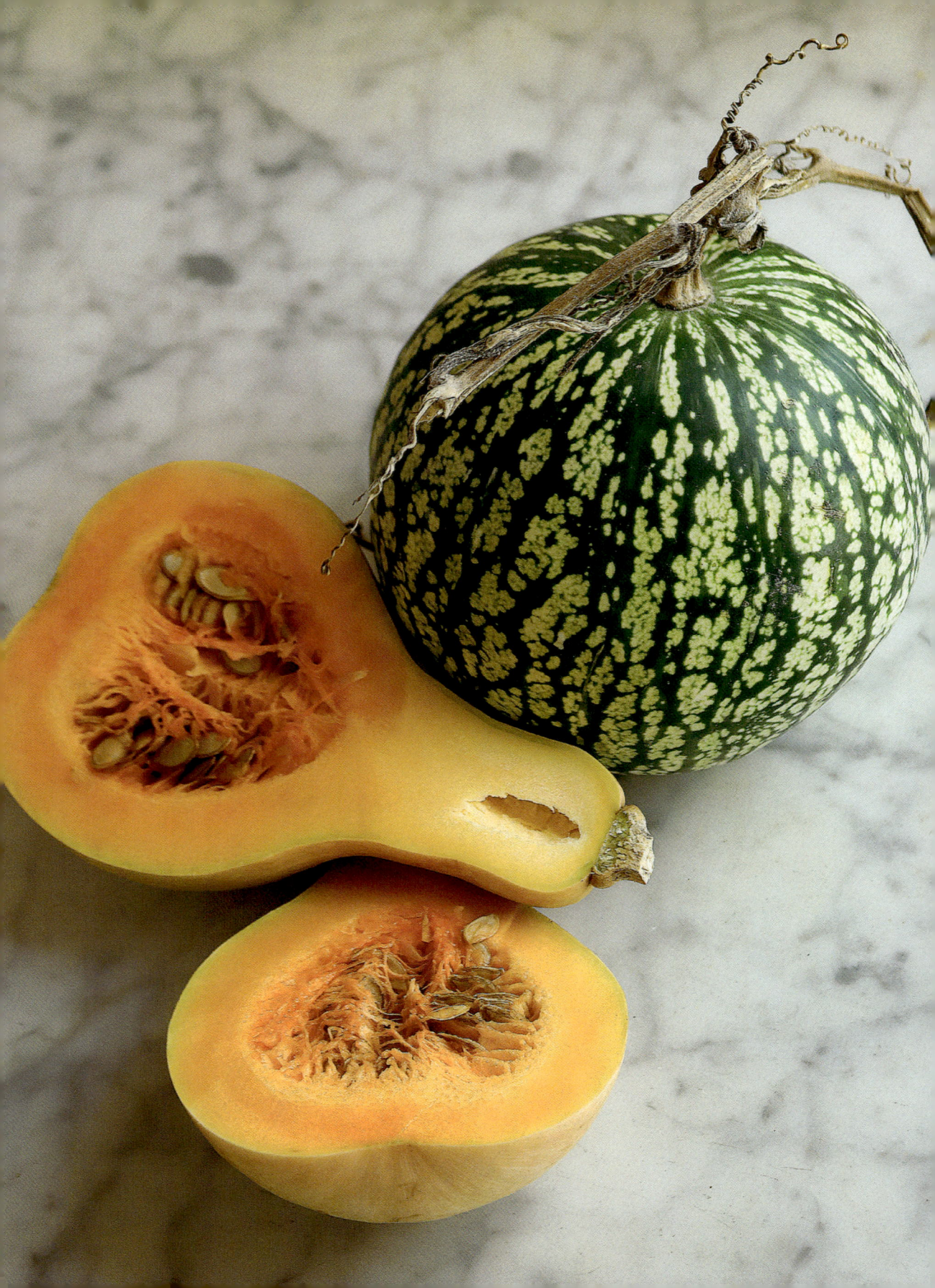

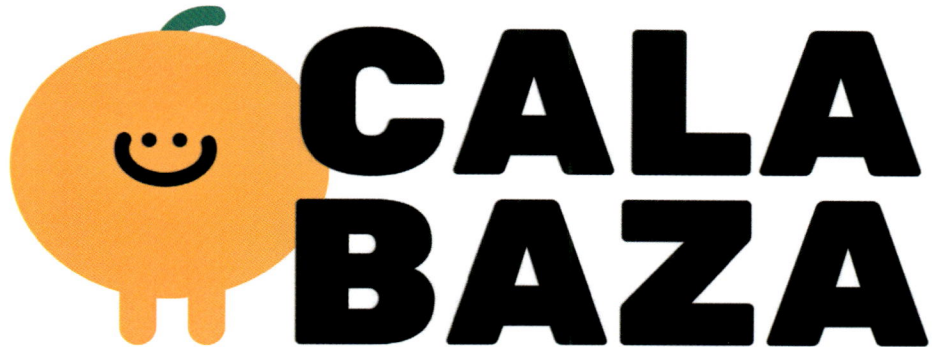

CALABAZA

La calabaza es una hortaliza que puedes encontrar todo el año.

Botánicamente, pertenece a la familia de las cucurbitáceas y hay más de 800 especies. Presenta un gran aporte de betacarotenos o provitamina A, y es muy rica en vitamina C y E y en licopeno (un pigmento antioxidante).

También destaca por la vitamina B9 (o ácido fólico), la B2 y B6, y por los minerales potasio, magnesio, fósforo, zinc y hierro.

Protege la piel, las mucosas y la vista, y es un alimento cardioprotector.

Gracias a sus componentes, equilibra el sistema nervioso y el sistema inmunitario. Es muy saciante y poco calórica, ideal para perder peso y evitar la retención de líquidos.

Protectora contra el cáncer de colon, vejiga, próstata, útero y pulmón.

Además, las semillas de calabaza son muy interesantes, ya que también protegen la próstata.

curiosidad:
Algunas tribus nativas norteamericanas enterraban a sus muertos con calabazas para protegerlos en el más allá y facilitarles el alimento en el *camino*.

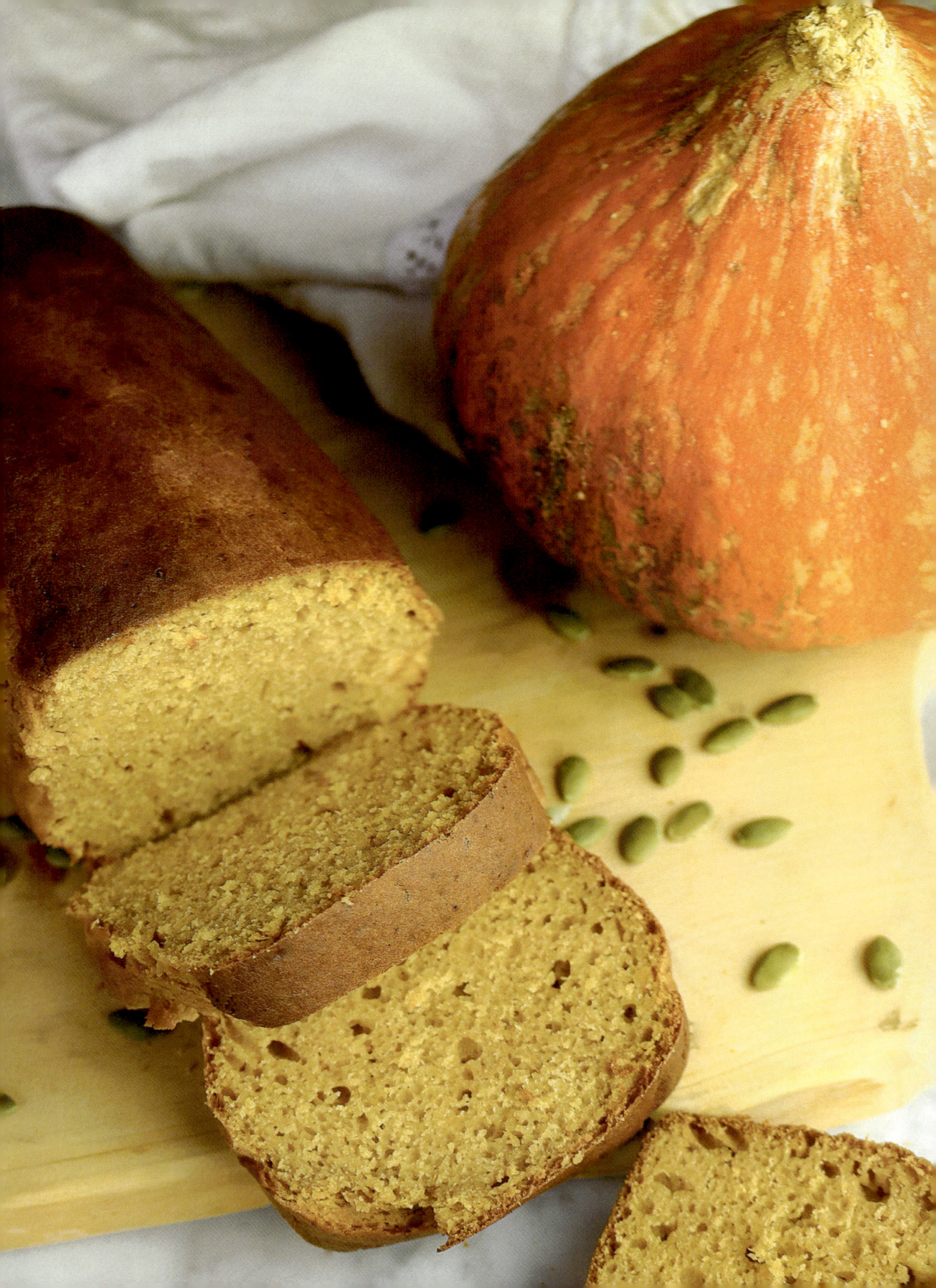

BIZCOCHO DE CALABAZA Y CARDAMOMO

Ingredientes:

- 250 g de calabaza cruda
- 250 g de harina de espelta
- 150 g de panela o azúcar de coco
- 60 ml de leche vegetal
- 50 ml de AOVE
- 3 huevos (de gallina o de lino)
- 1 sobre de levadura en polvo
- 1 pizca de cardamomo molido
- Ralladura de limón
- Una pizca de sal.

Elaboración:

- Precalienta el horno a 180 °C.
- Pela y corta la calabaza en trocitos y cocínala al vapor durante unos 15 minutos.
- Pon los ingredientes secos (la harina tamizada, el azúcar, el cardamomo, la levadura y la sal) en un bol y mézclalos bien.
- En otro bol echa los ingredientes húmedos (el aceite, la leche, la calabaza, los huevos y la ralladura de limón) y mézclalos con una batidora de mano. Añade el resultado al primer bol e intégralo todo con una espátula.
- Forra un molde convencional o uno de silicona con papel de hornear.
- Hornea unos 50 minutos con calor arriba y abajo. (Para saber si ya está cocido el bizcocho, pínchalo con un palillo y, si sale limpio, ya está listo).

GUISO DE CALABAZA CON ALUBIAS

Ingredientes:

- 300 g de calabaza pelada
- 150 g de alubia blanca seca o 300 de alubias de bote
- 1 cebolla blanca
- 1 diente de ajo
- 2 tomates frescos o en conserva
- 2 patatas
- 1 zanahoria
- 1 apio
- 1 c. p. de pimentón dulce
- 1 c. p. de comino
- 1 pizca de pimienta negra
- Sal
- AOVE
- Perejil.

Elaboración:

- Si decides usar alubias secas, debes remojarlas primero y cocinarlas.
- Pela las patatas, la calabaza y la zanahoria.
- Limpia la calabaza y córtala en cubos.
- Corta la zanahoria en rodajas.
- Limpia y corta el apio en trozos pequeños.
- Pica la cebolla y el ajo.
- Pica o ralla los tomates.
- En una olla grande o cazuela calienta aceite y pocha la cebolla y el ajo a fuego suave.
- Cuando estén dorados, añádeles los tomates, el pimentón rojo, el comino y la pimienta negra. Remueve unos minutos más.
- Incorpora la calabaza y la zanahoria. Remueve de nuevo.
- Cubre con agua y añade las patatas, que irás cascando con un cuchillo para favorecer la expulsión del almidón y así espesar el guiso.
- Cocina a fuego bajo durante mínimo 20 minutos. Pasado este tiempo, agrega las alubias y remueve el guiso.
- Deja reposar y rectifica de sal si lo consideras necesario.
- Pica el perejil y espolvoréalo por encima antes de servir.

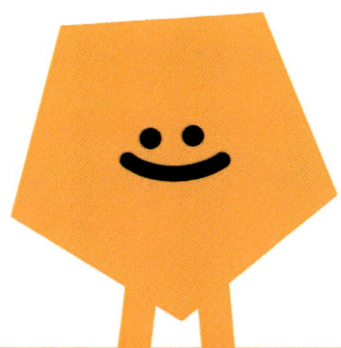

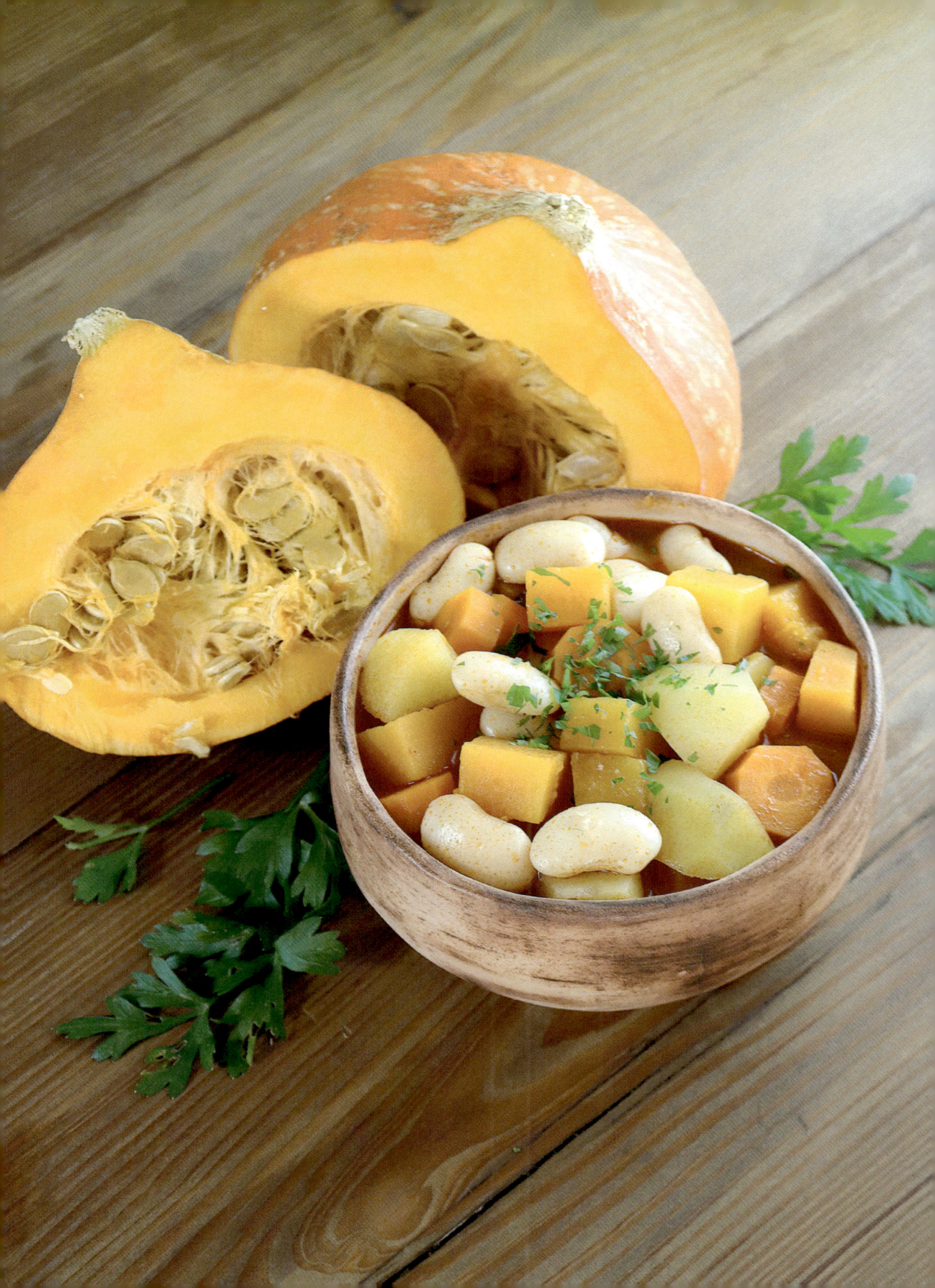

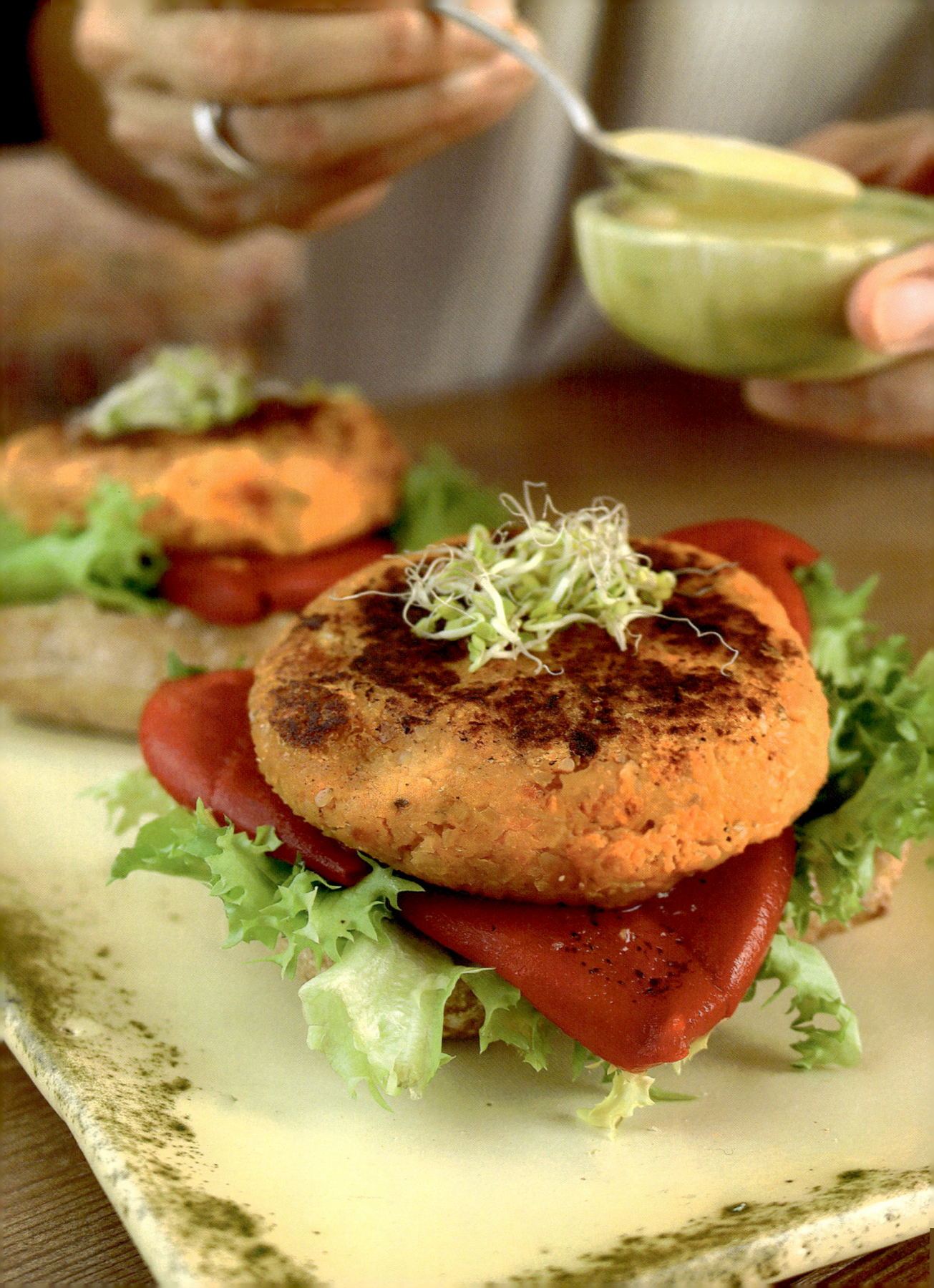

HAMBURGUESA DE CALABAZA

Ingredientes:

- 150 g de calabaza
- 150 g de arroz blanco
- 100 g de zanahoria
- 1 c. s. de harina de maíz
- 1 cebolla pequeña
- 1 c. p. de cúrcuma en polvo
- ½ c. p. de pimienta negra
- AOVE
- Sal.

Elaboración:

- Hierve el arroz con abundante agua siguiendo las instrucciones del fabricante. En este caso es mejor que lo dejes unos minutos más para que se pase un poco y obtener más almidón.
- Pela la calabaza y la zanahoria y trocéalas.
- Cocínalas al vapor unos 10 o 15 minutos, dependerá del tamaño de los trozos.
- Pon aceite en una sartén y pocha la cebolla, añade la cúrcuma y la pimienta negra.
- En una batidora echa todos los ingredientes, tritúralos, pero sin que te quede una masa demasiado fina. (Si lo prefieres, puedes preparar esta masa chafando los ingredientes con un tenedor o un pasapuré).
- Rectifica de sal si es preciso.
- Añádele a esta masa la harina de maíz e intégralo todo muy bien.
- Deja reposar la masa unas horas en la nevera.
- Pasado este tiempo, forma bolas y, a partir de estas, con las manos húmedas, dales forma de hamburguesa.
- Coloca las hamburguesas en una sartén muy caliente con aceite. Baja el fuego y deja que se doren en ambos lados.

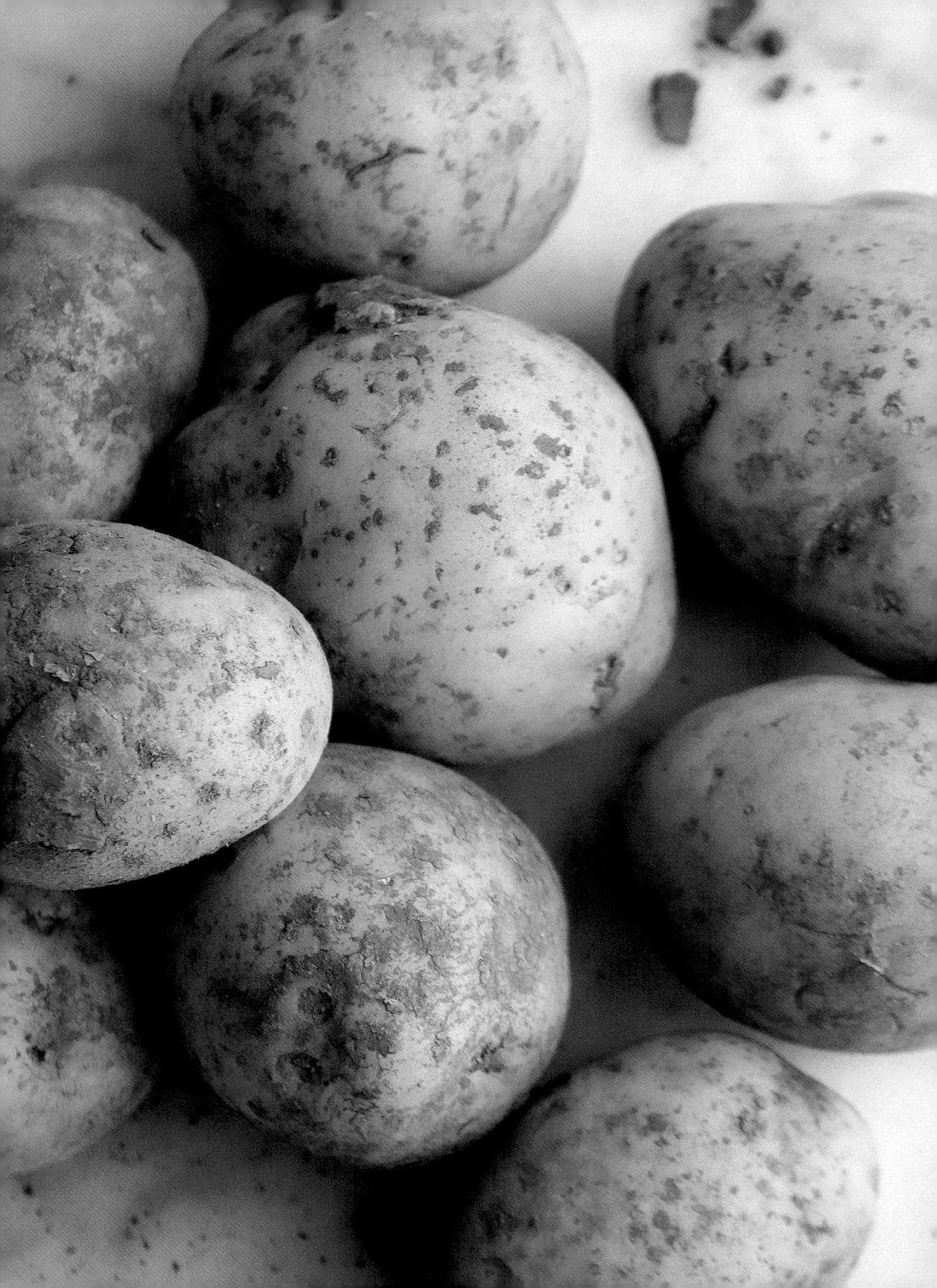

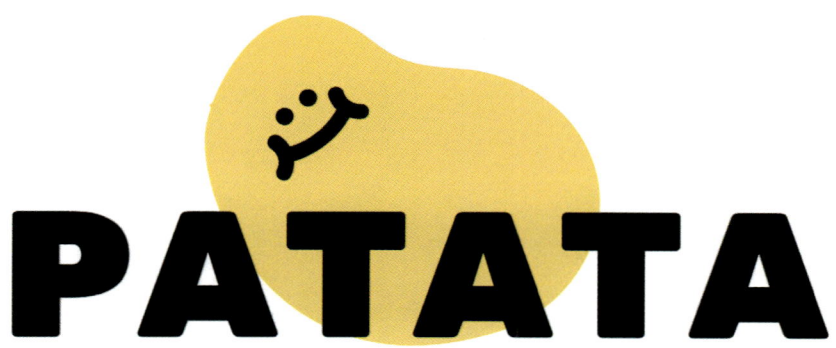

PATATA

La patata pertenece a la familia de la solanáceas. Es uno de los alimentos más populares y consumidos del mundo.

Le ha precedido la mala fama de ser un alimento que engorda porque es rico en carbohidratos. Las dietas de adelgazamiento han demonizando este alimento sin justificación correcta. La patata, consumida adecuadamente, es altamente beneficiosa para nuestra nutrición.

La forma de cocinarla es la clave, y lo ideal es hacerlo al vapor o hervida con la piel y dejarla reposar 24 horas en la nevera; de esa manera, baja el índice glucémico y creamos el famoso almidón resistente, el cual ejerce una acción prebiótica (es decir, es un tipo de fibra que será el sustento de las bacterias del colon).

La patata es rica en agua y sus minerales a destacar son el potasio y el magnesio, además de las vitaminas del grupo B (en especial las vitamina B6 y B9). En crudo contiene un alto porcentaje de vitamina C, aunque se pierde en la cocción.

Este tubérculo baja la presión arterial por la cantidad de potasio que contiene. Reduce los edemas, elimina ácido úrico y previene los calambres musculares.

Es saciante, ya que favorece la sensibilidad a la insulina, y facilita la eliminación de triglicéridos y colesterol.

Es muy eficaz en caso de gastritis, puesto que es muy digestiva.

curiosidad:
Procede de América del Sur y tiene su origen aproximadamente hace unos 7000 años. Llegó a Europa en el siglo XVIII y desde entonces ha tenido una gran aventura gastronómica y nutricional, tanto es así que en 1995 fue el primer vegetal que se cultivó en microgravedad a bordo de la nave espacial Columbia.

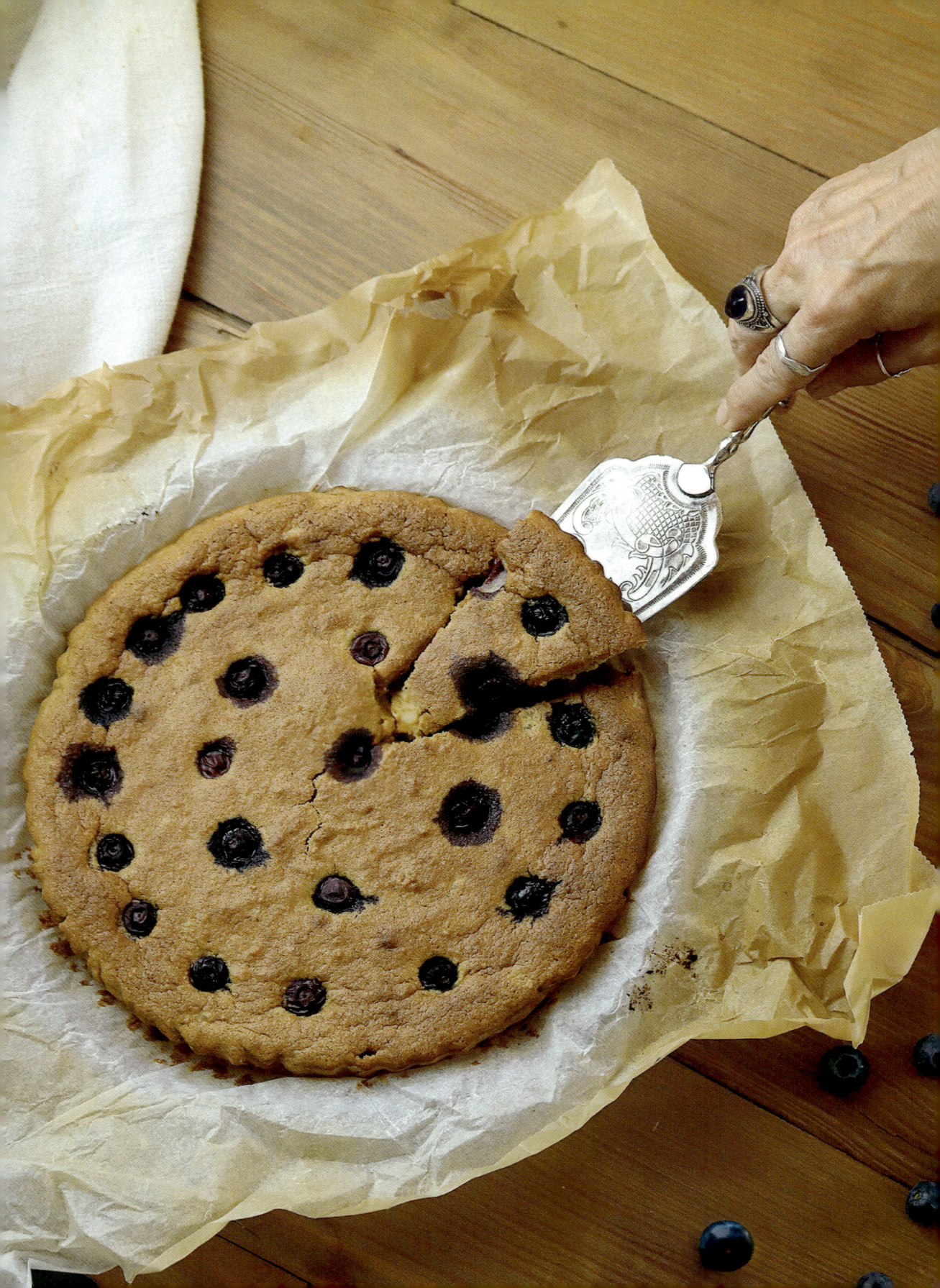

BIZCOCHO DE PATATA Y ARÁNDANOS

Ingredientes

● 250 g de patatas
● 100 g de azúcar de coco o panela
● 125 g de harina de almendras
● 3 huevos
● Ralladura de un limón
● 120 g de arándanos frescos
● AOVE.

Elaboración

● Pela las patatas y ponlas a cocer 20 minutos. Déjalas enfriar y aplástalas con un pasapurés o un tenedor.

● A este puré añádele las yemas de los huevos que habrás separado de sus claras previamente.

● Incorpora también el azúcar de coco y la ralladura de limón. Mezcla bien.

● Cuando tengas una buena textura, agrégale la harina de almendras.

● Monta las claras a punto de nieve y añádelas a la masa. Remueve hasta obtener una masa homogénea.

● Agrega a la masa los arándanos frescos.

● Vierte la mezcla en un molde engrasado o forrado con papel sulfurizado.

● En el horno previamente precalentado a 180 °C introduce el molde durante unos 40 minutos.

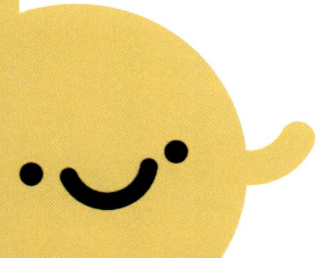

GUISO AMARILLO DE PATATA

Ingredientes:

- 800 g de patatas
- 1 cebolla blanca
- 2 dientes de ajo
- 2 hojas de laurel
- Hebras de azafrán
- Perejil fresco
- Pimienta negra
- Almendra picada
- Sal
- AOVE.

Elaboración:

- En una cazuela con aceite rehoga la cebolla picada y el ajo hasta que cojan color dorado.
- Pela y chasca las patatas (es decir, una vez peladas, empieza cortándolas con un cuchillo, pero termina rompiéndolas con la fuerza de las manos, así soltarán la fécula y espesarán el guiso).
- Introdúcelas en la cazuela cubriéndolas con caldo de verduras.
- Añade la sal, la pimienta, las hebras de azafrán y las hojas de laurel.
- Deja que se cocinen a fuego medio hasta que estén tiernas.
- Observa si tienes que añadir caldo y, para una mejor cocción, no tapes la olla.
- Por último, pica el perejil y las almendras y, al apagar el fuego, añádeselos al guiso.
- Deja reposar un poco antes de servir.

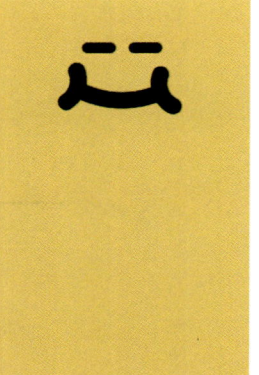

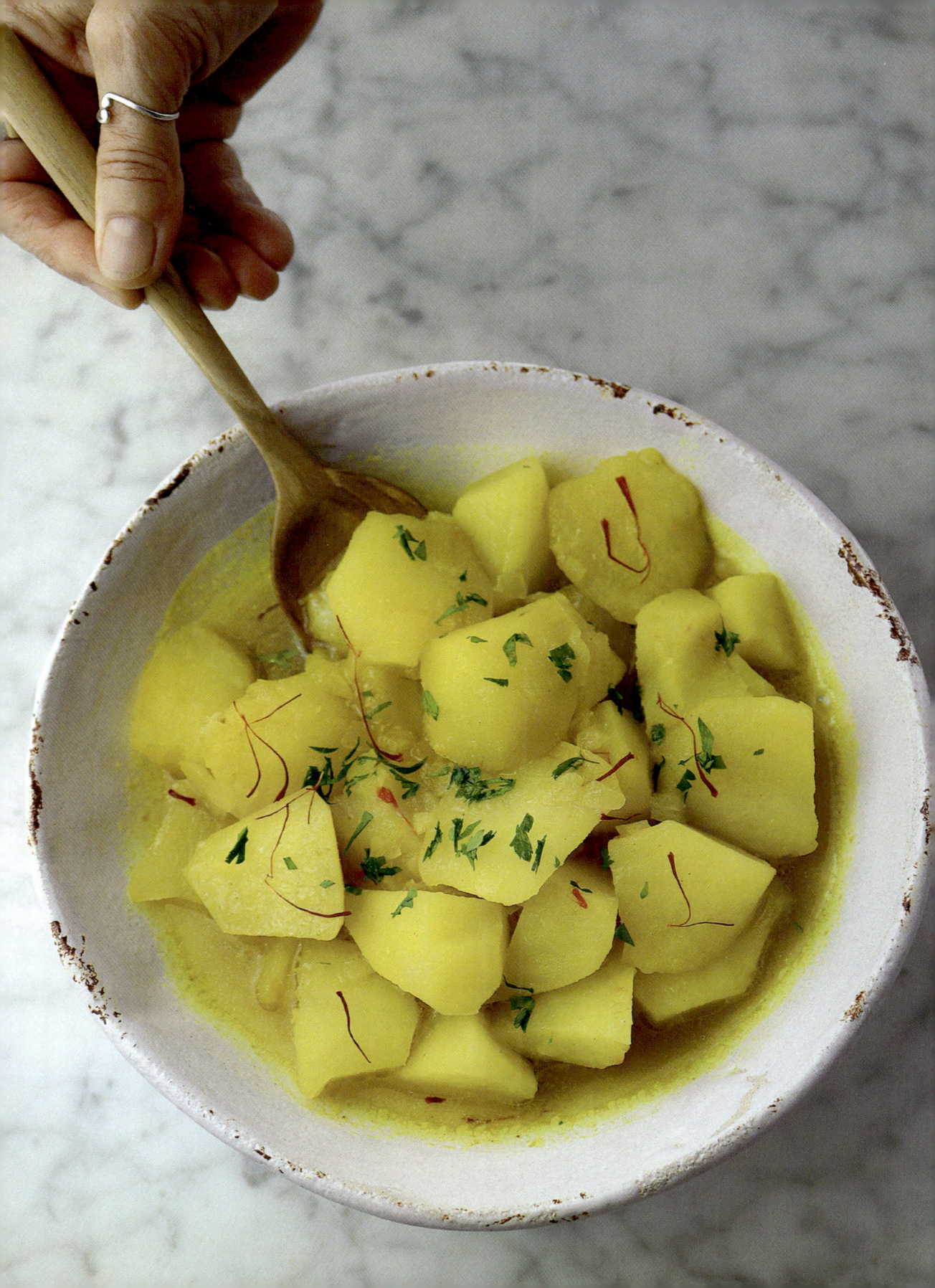

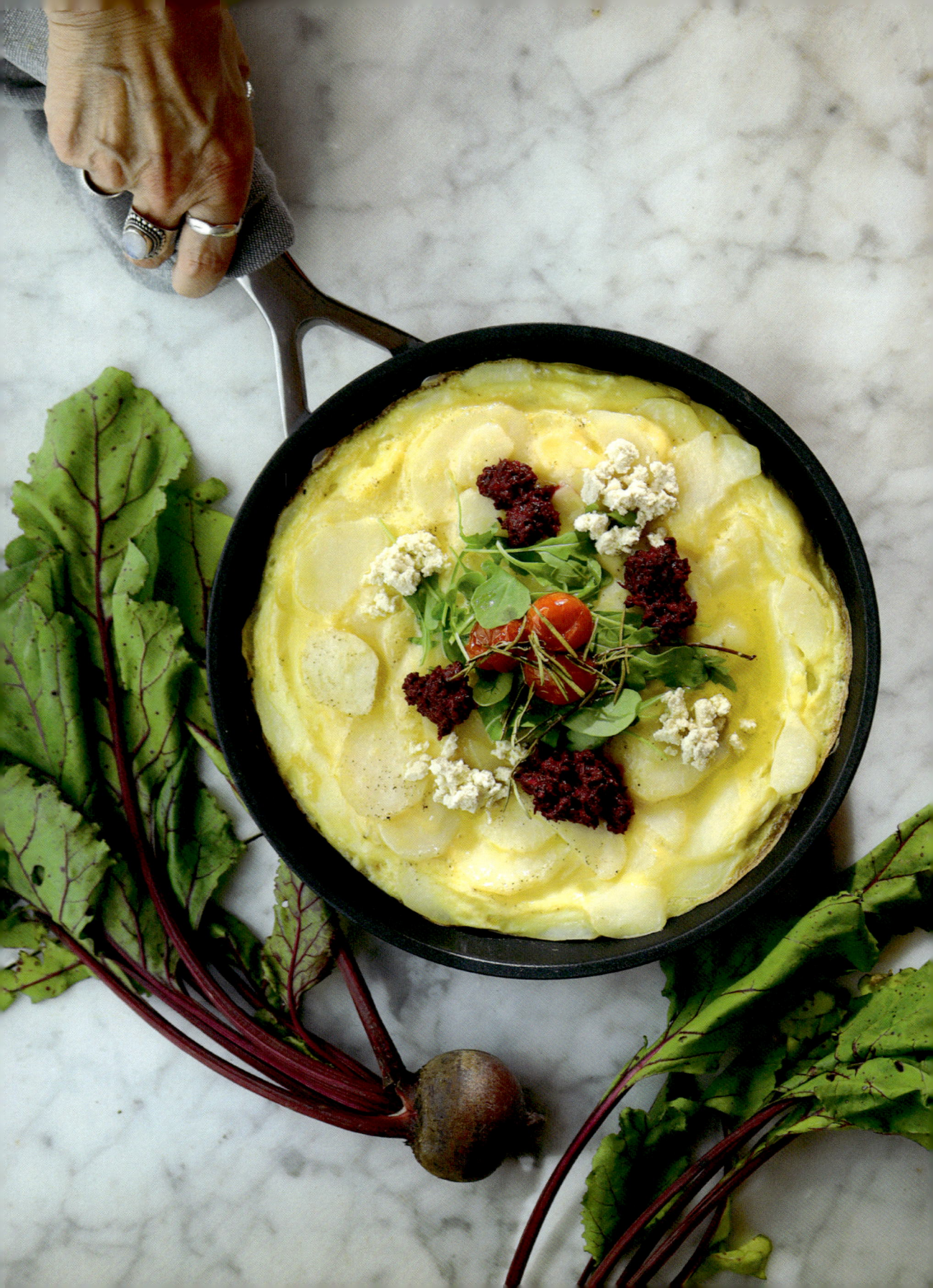

FRITTATA CON PESTO DE REMOLACHA

Ingredientes

Frittata:
- ½ kg de patatas
- 8 huevos
- Pimienta molida
- AOVE
- Sal marina
- Tofu o queso feta
- Pesto de remolacha
- Rúcula
- Tomates cherry (horneados).

Tomates al horno:
- Tomates cherry
- Romero fresco
- AOVE
- Sal marina.

Pesto de remolacha:
- 1 remolacha
- 3 o 4 hojas de la remolacha
- 1 diente de ajo
- 6 o 7 anacardos
- AOVE
- Sal.

Elaboración

Pesto de remolacha:
- Trocea la remolacha cruda (limpia y seca) y échala en una batidora, añade el diente de ajo, la sal y los anacardos (que los habrás dejado en remojo un rato para que se ablanden).
- A medida que tritures, ve echando un hilo de aceite hasta obtener la textura habitual del pesto.

Elaboración

Frittata:
- Pela las patatas y córtalas en rodajas finas.
- En una olla con agua y sal, echa las patatas cuando el agua empiece a hervir.
- Cocínalas hasta que estén tiernas y escúrrelas.
- Casca los huevos en una fuente y bátelos con sal y pimienta negra.
- Pon aceite en una sartén (la sartén debe tener mango extraíble o de metal para poder meterla en el horno, si no tienes una, puedes elaborar la receta en una cazuela de barro) y echa los huevos. Coloca encima las rodajas de patata (remueve tan solo una vez y deja que se cuaje por unos cinco minutos).
- En el horno precalentado a 200 °C, introduce la sartén y deja que acabe de cuajar unos 10 minutos más.
- Saca la sartén y echa por encima el pesto, la rúcula, el tofu o queso feta y finaliza la receta dándole el toque con unos tomates cherry horneados.

Elaboración

Tomates al horno:
- Coloca los tomates en una fuente, riégalos con aceite y agrega sal y unas ramitas de romero.
- Déjalos en el horno unos 15 minutos a 180 °C.

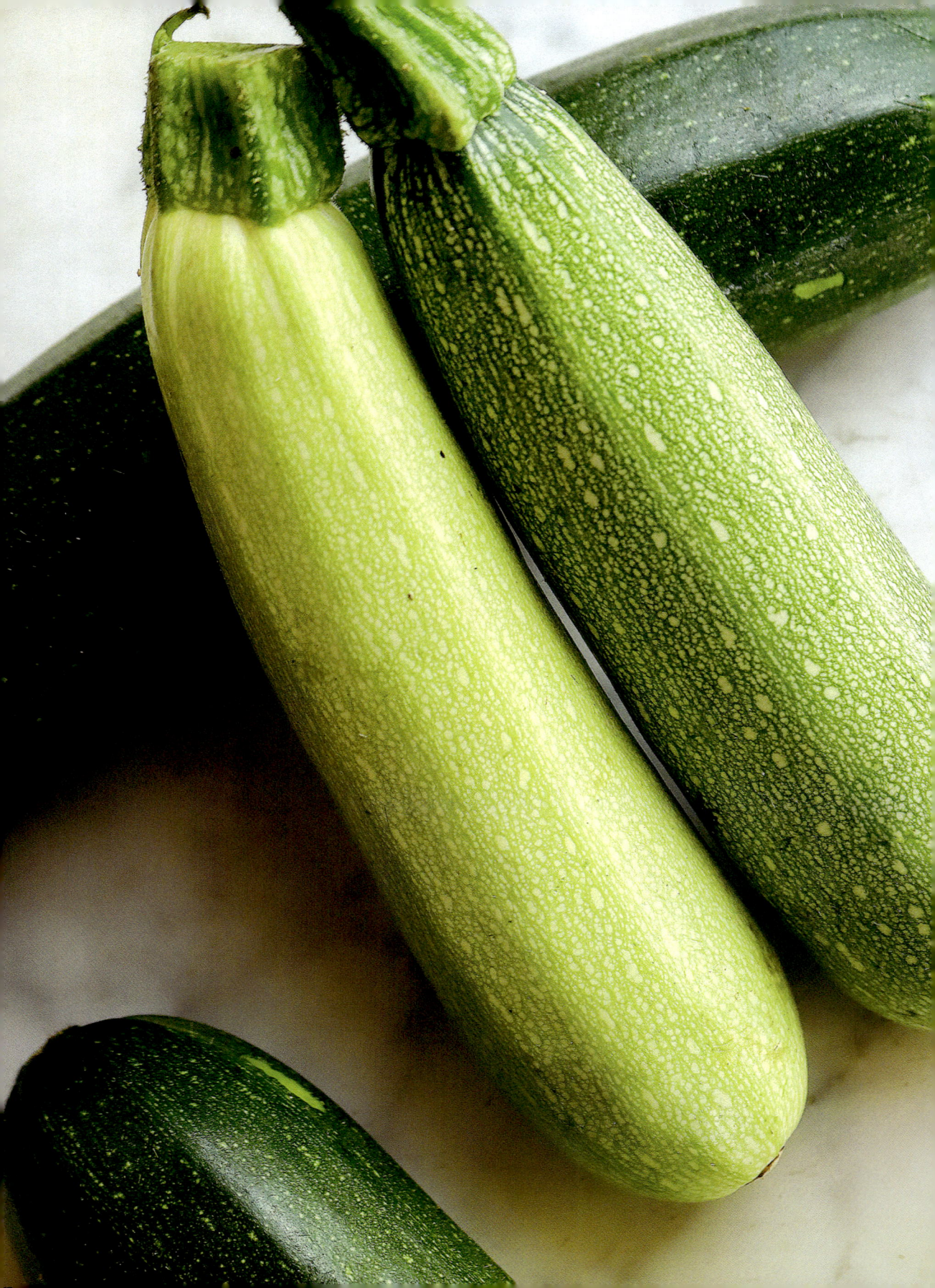

CALA
BACÍN

El calabacín (quizás lo conozcas también como zapallo italiano o zucchini) es uno de los grandes tesoros de nuestra cocina, tanto por nutritivo como por versatilidad.

Pertenece a la familia de las cucurbitáceas, hermano del melón, de la sandía, de la calabaza y del pepino.

Es una hortaliza que se adapta muy bien en los menús familiares, puesto que los niños lo suelen aceptar bastante bien.

Es rico en agua y fibra, muy bajo en grasa y en él destacan los minerales potasio, hierro y magnesio. Destacan sus vitaminas B9 (o ácido fólico), A y C, aunque solo podrás beneficiarte de la vitamina C si comes el calabacín crudo o al vapor (pocos minutos).

El calabacín también es rico en flavonoides, por lo que ayuda a reducir el colesterol. También baja la presión arterial gracias a sus minerales y protege la salud cardiovascular, ya que su ácido fólico ayuda a descomponer la homocisteína (un aminoácido que se asocia a la trombosis y los infartos).

curiosidad:
El fruto del calabacín no es la única parte de la planta que se come, también podemos disfrutar de las flores macho, que son muy vistosas y consideradas un manjar en muchas gastronomías del mundo.

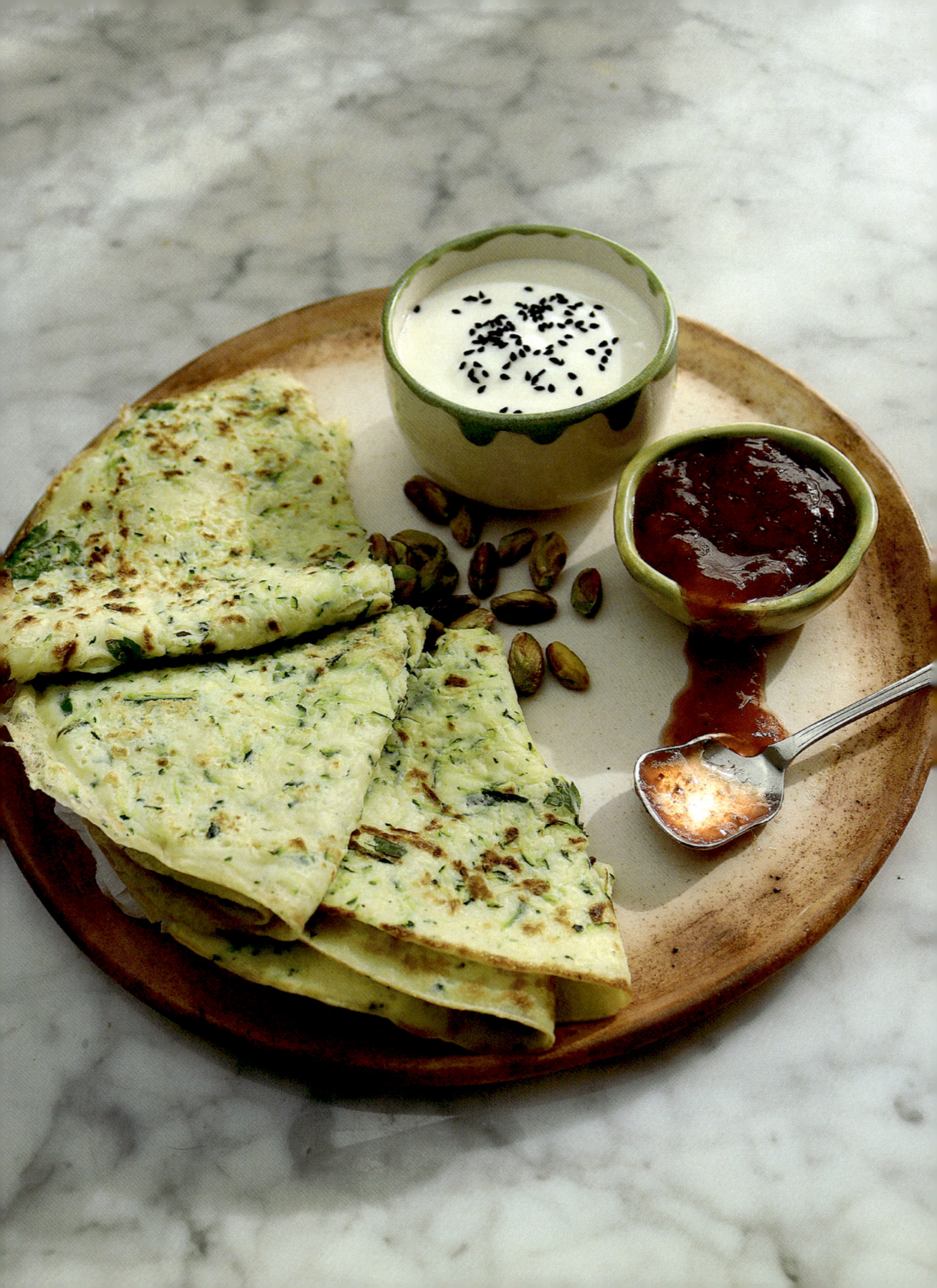

CREPS DE CALABACÍN CON YOGUR Y MERMELADA

Ingredientes:

● 1 calabacín grande o 2 más pequeños
● 200 ml de leche vegetal
● 3 c. s. de harina de maíz o trigo sarraceno
● 2 huevos
● Perejil
● Una pizca de pimienta negra
● Una pizca de cúrcuma
● AOVE
● Sal marina
● Mermelada casera al gusto (opcional).

Elaboración:

● Ralla los calabacines y déjalos escurrir con un poco de sal.
● Casca los huevos en un bol y bátelos muy bien.
● Mezcla los calabacines con el huevo y la leche.
● Añade el perejil picado, la pimienta negra, la cúrcuma y la sal.
● Agrega, poco a poco, la harina (debe quedarte una masa homogénea y no demasiado espesa).
● Engrasa una sartén con el aceite y caliéntala bien.
● Cocina el crep vuelta y vuelta.
● Sírvelo con yogur blanco y mermelada. (También lo puedes servir con rúcula, tomate seco y salsa de yogur).

ZOODLES CON SETAS

Ingredientes:

- 3 calabacines medianos
- 50 g de variado de setas
- 100 g de cebolla morada
- 2 dientes de ajo
- Perejil
- 1 pizca de pimienta negra
- Sal marina
- AOVE.

Elaboración:

- Lava los calabacines y espiralízalos (si no tienes espirilizador, córtalos con un cuchillo en forma de tallarines).
- Deja los calabacines unos minutos en un escurridor con sal gruesa por encima (para que absorba el agua).
- Corta la cebolla en plumas.
- Limpia y trocea las setas.
- Pica los dientes de ajo.
- En una sartén, pon aceite de oliva y empieza a pochar la cebolla junto al ajo. Una vez estén dorados, añade las setas. Cuando esté cocinado, reserva.
- Saltea un instante el calabacín.
- Emplata primero el calabacín, encima añade las setas y espolvorea perejil picado y semillas de sésamo negro.

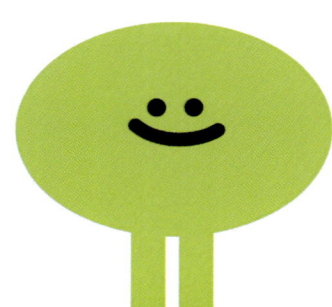

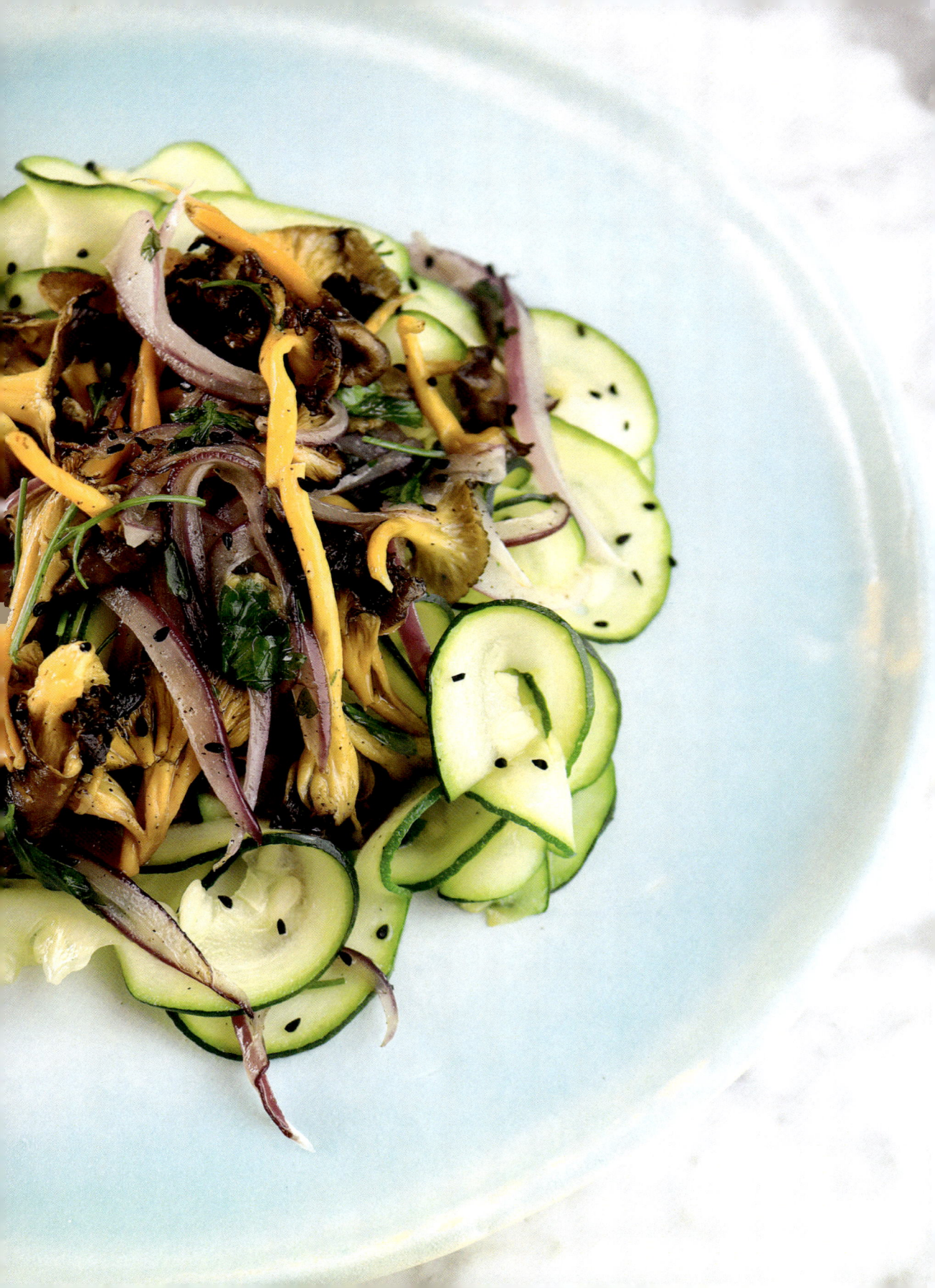

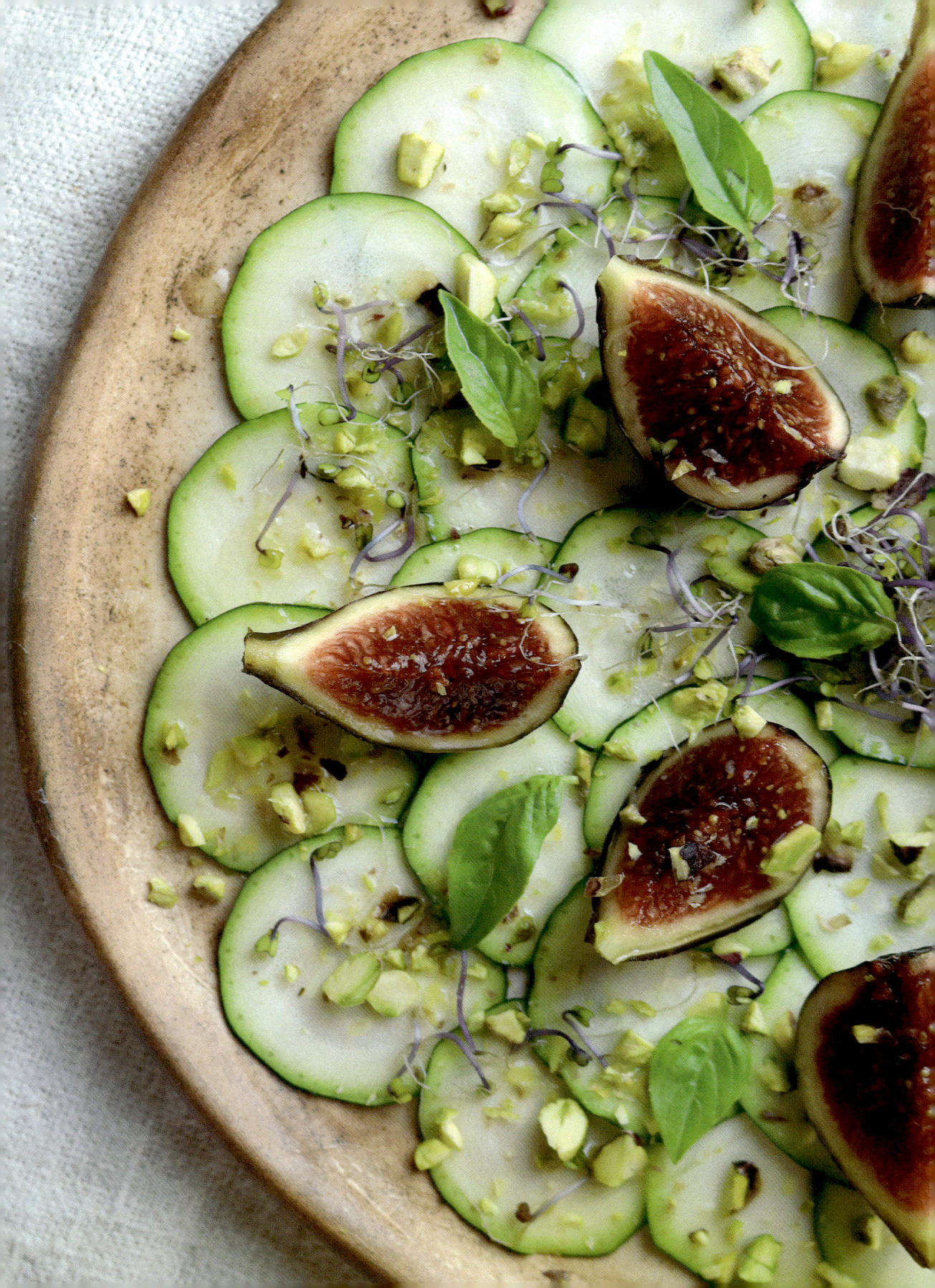

CARPACCIO DE CALABACÍN CON HIGOS

Ingredientes:

Carpaccio:

- 2 calabacines
- 4 higos
- Unas hojas de albahaca
- Pistacho picado
- Germinados de rabanitos.

Vinagreta de higo:

- 6 c. s. de AOVE
- 2 c. s. de vinagre de manzana
- 1 cucharada sopera de sirope de arroz o de miel
- 1 higo.

Elaboración

Vinagreta de higo:

- Mezcla el vinagre y la miel removiendo con unas varillas y añádele el higo sin piel que irás deshaciendo a medida que vas removiendo la mezcla.
- A la mezcla, poco a poco, le echas el aceite a modo de hilo para que se vaya emulsionando.

Elaboración

Carpaccio:

- Lava los calabacines y córtalos en rodajas con una mandolina o un cuchillo muy afilado.
- Seca las rodajas con un papel de cocina, de esta manera se absorberá el exceso de agua de los calabacines.
- Corta los higos en cuartos (en el caso de no tener higos, puedes poner cualquier otra fruta).
- Emplata superponiendo ligeramente rodajas de calabacín unas sobre otras y reparte por encima los higos, unas hojas de albahaca, los pistachos picados y finalmente la vinagreta.

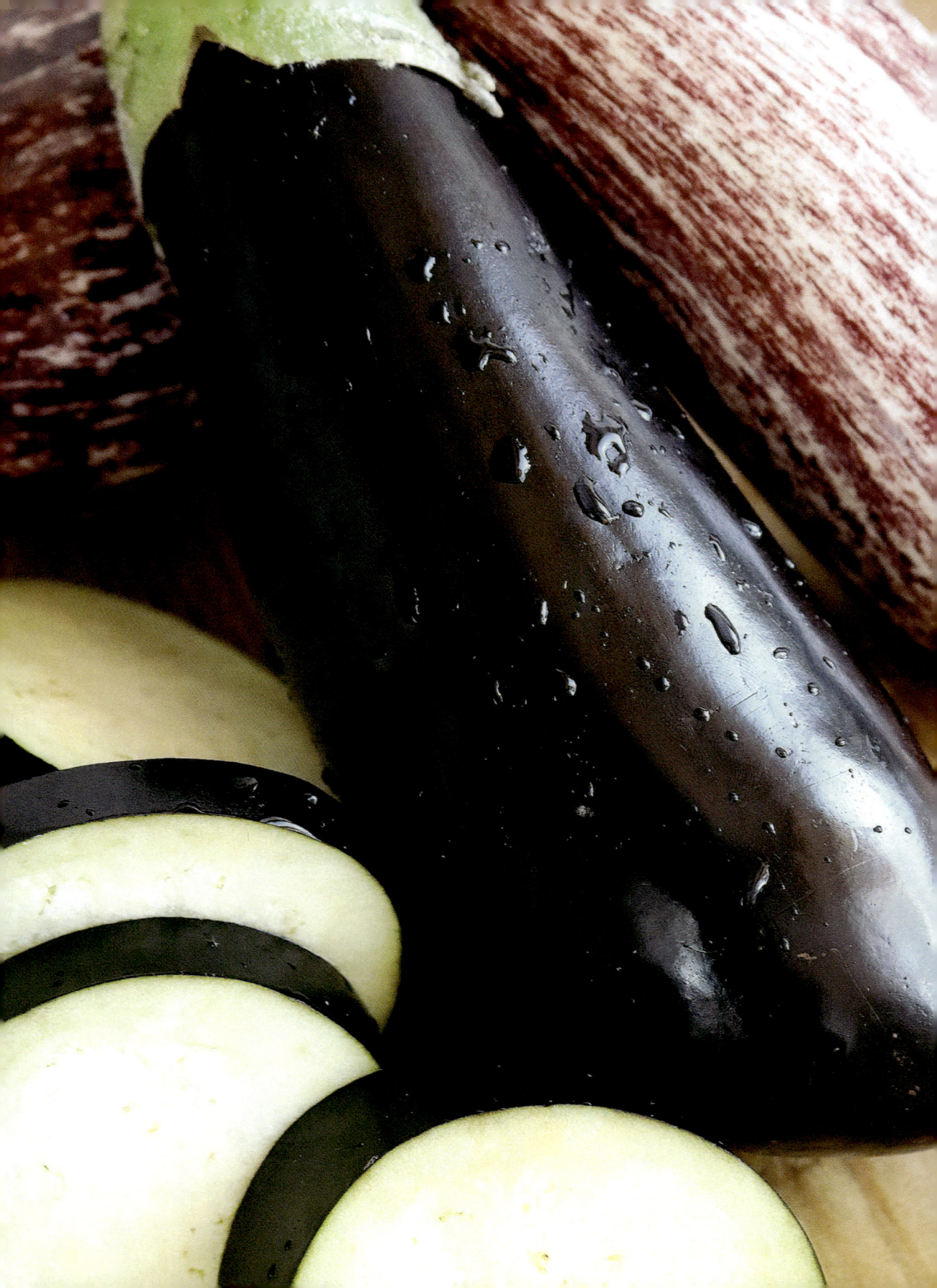

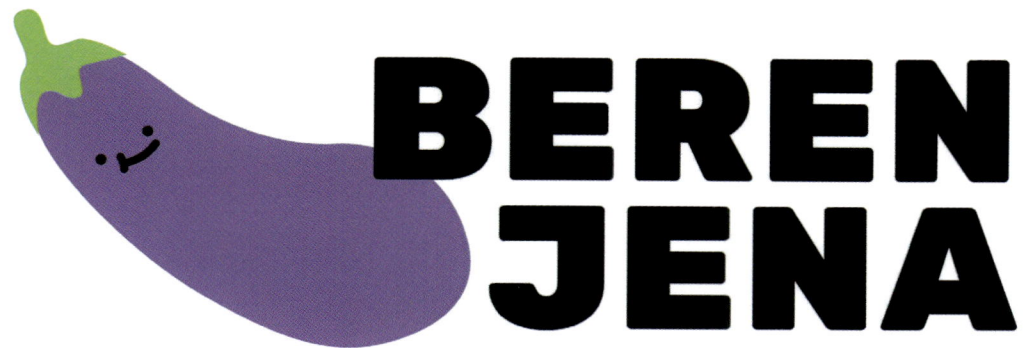

BERENJENA

La berenjena, botánicamente, es un fruto perteneciente a la familia de las solanáceas.

Su origen se sitúa en el sur de la India y puede tener muchas formas, tamaños y colores distintos.

Está compuesta por un 92,2 % de agua, apenas contiene grasas, pero sí mucha fibra. Muy rica en potasio, calcio, magnesio, cobre y manganeso, además de vitaminas de grupo B (especialmente ácido fólico o vitamina B9, vitamina B1 y vitamina B6) y otras como la vitamina A o provitamina A y la vitamina C.

Su color morado nos comunica que tiene un compuesto antioxidante llamado nausina, que se encuentra en la piel y le da ese color púrpura. Cabe destacar esta propiedad porque la nausina ayuda a expulsar el exceso de hierro del cuerpo. Sabemos que el hierro es muy importante porque ayuda a transportar el oxígeno en la sangre, pero el exceso puede llevar a enfermarnos.

Otra particularidad es su contenido en ácido clorogénico, que combate los radicales libres y el colesterol.

Baja la glucosa en sangre y previene el cáncer y la inflamación por la cantidad de antioxidantes que luchan contra los, ya citados, radicales libres.

Su sabor un tanto amargo facilita la función hepática y es ideal para la producción de bilis. Además, es una hortaliza diurética, porque contiene potasio que favorece la eliminación de líquidos y también reduce la tensión arterial.

Calma el sistema nervioso porque contiene especialmente vitamina B6 y magnesio y reduce el colesterol por los compuestos orgánicos.

curiosidad:
Durante siglos se empleaba exclusivamente como adorno estético/erótico y no se comía porque se creía que provocaba enfermedades mentales.

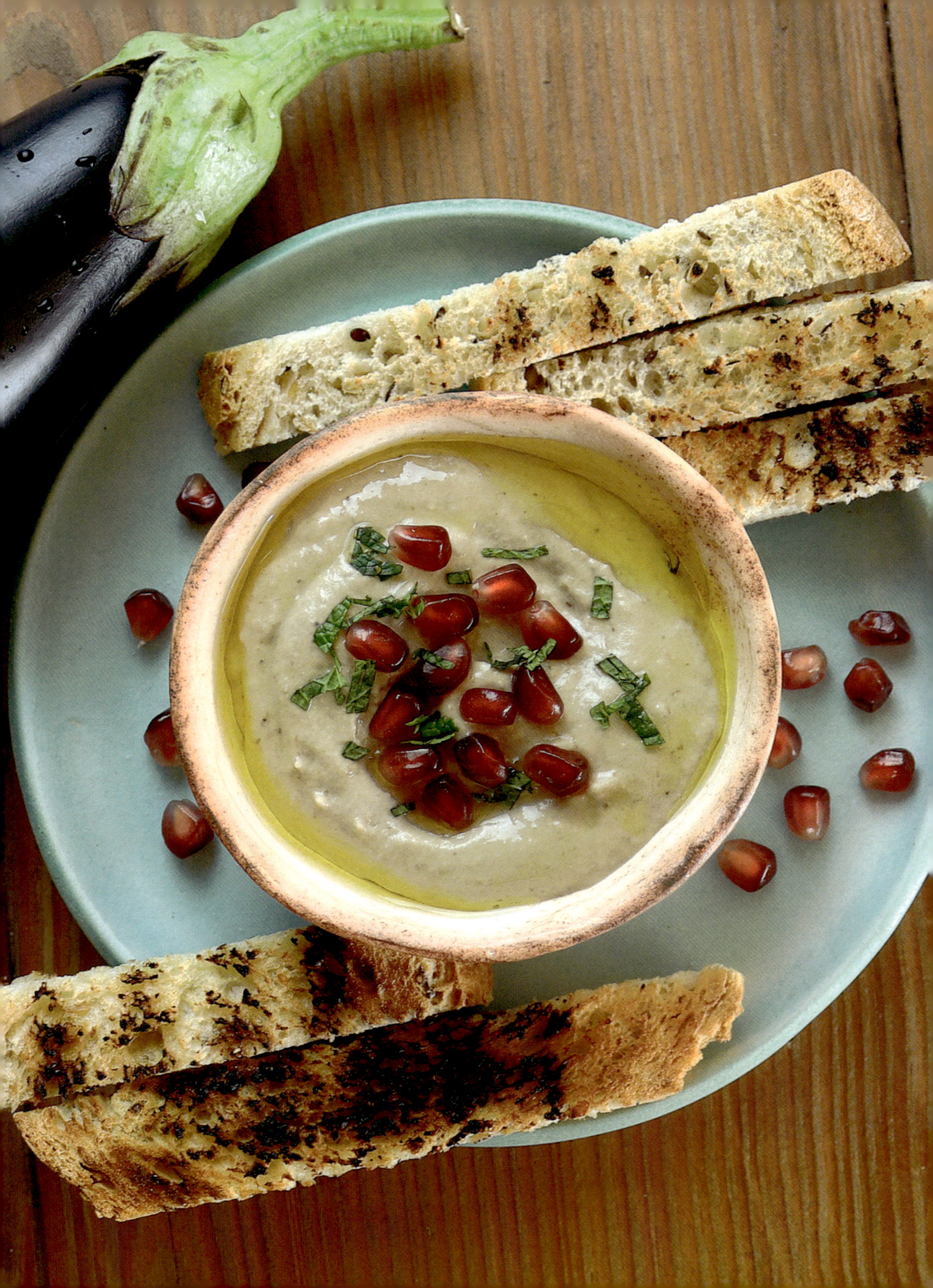

BABA GANOUSH

Ingredientes:

- 1 berenjena
- 2 c. s. de tahini
- 1 diente de ajo
- 2 c. s. de zumo de limón
- ½ c. p. de comino
- ½ c. p. de pimentón dulce
- AOVE
- Sal marina
- Perejil
- Granada.

¿Qué es un Baba Ganoush?

Es un plato típico de la cocina árabe que consiste en elaborar una pasta con berenjenas.

v

Elaboración:

- Lava y corta la berenjena de arriba abajo para que te queden dos partes alargadas iguales.
- Coloca en una bandeja ambas mitades, hazles varios cortes para que se cocinen mejor e introdúcelas en el horno previamente precalentado a 180 °C. Estarán listas en aproximadamente 20 o 25 minutos, dependiendo de su tamaño.
- Una vez asada, con una cuchara, ve sacando la carne y ponla en una batidora potente junto al tahini, el ajo, el zumo de limón, el comino y bate.
- Emplátalo y echa por encima un buen chorro de aceite de oliva, unos granos de granada, perejil y pimentón dulce.

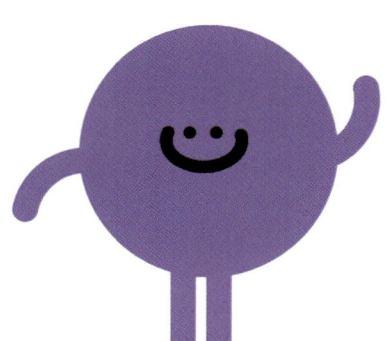

HAMBURGUESAS DE BERENJENA

Ingredientes:

- 1 berenjena grande
- 1 pimiento rojo
- ½ cebolla
- 2 huevos (gallina o lino)
- 2 c. s. de avena en copos
- Harina de garbanzo
- ½ c. p. de ajo en polvo
- 1 c. c. de cúrcuma en polvo
- ½ c. c. de pimienta negra
- Perejil
- AOVE.

CONSEJO:

Si al manejar la masa te cuesta formar las hamburguesas, déjala reposar en la nevera unas horas y luego te será más fácil darles forma.

v

Elaboración:

- Lava la berenjena y el pimiento rojo y córtalos en trozos.
- Introdúcelos en el horno previamente precalentado a 200 °C durante 20 a 30 minutos (dependerá del grosor de las verduras). A los 15 minutos dales la vuelta.
- Pica y pocha la cebolla con aceite de oliva y resérvala.
- Retira las hortalizas del horno y déjalas enfriar.
- Cuando estén frías, estrújalas un poco para que eliminen el máximo de líquido.
- En un bol, mezcla las verduras con la cebolla ponchada, los copos de avena, los huevos, las especias y la sal. Tienes que conseguir que la masa sea homogénea y consistente para poder formar las hamburguesas; si es necesario, echa un poco de avena para aglutinar.
- Espolvorea el perejil picado y forma las hamburguesas del tamaño que quieras.
- Rebózalas con harina de garbanzo.
- Déjalas en la nevera un par de horas para que se compacten.
- Pasado este tiempo, ya las puedes cocinar. En una sartén bien caliente, echa unas gotas de aceite y pon las hamburguesas a fuego bajo. Cuando estén hechas por un lado, dales la vuelta hasta que estén cocinadas del todo.

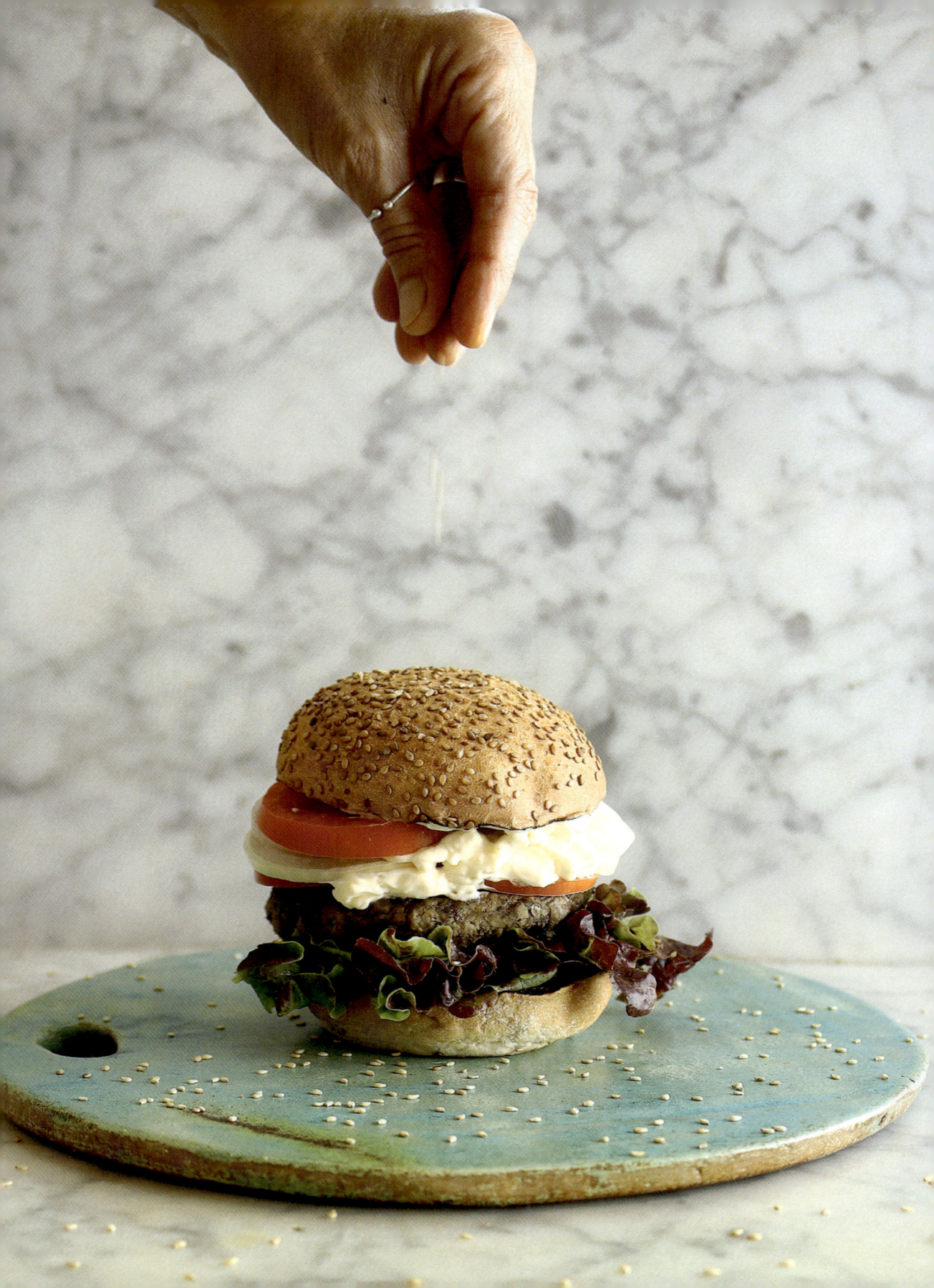

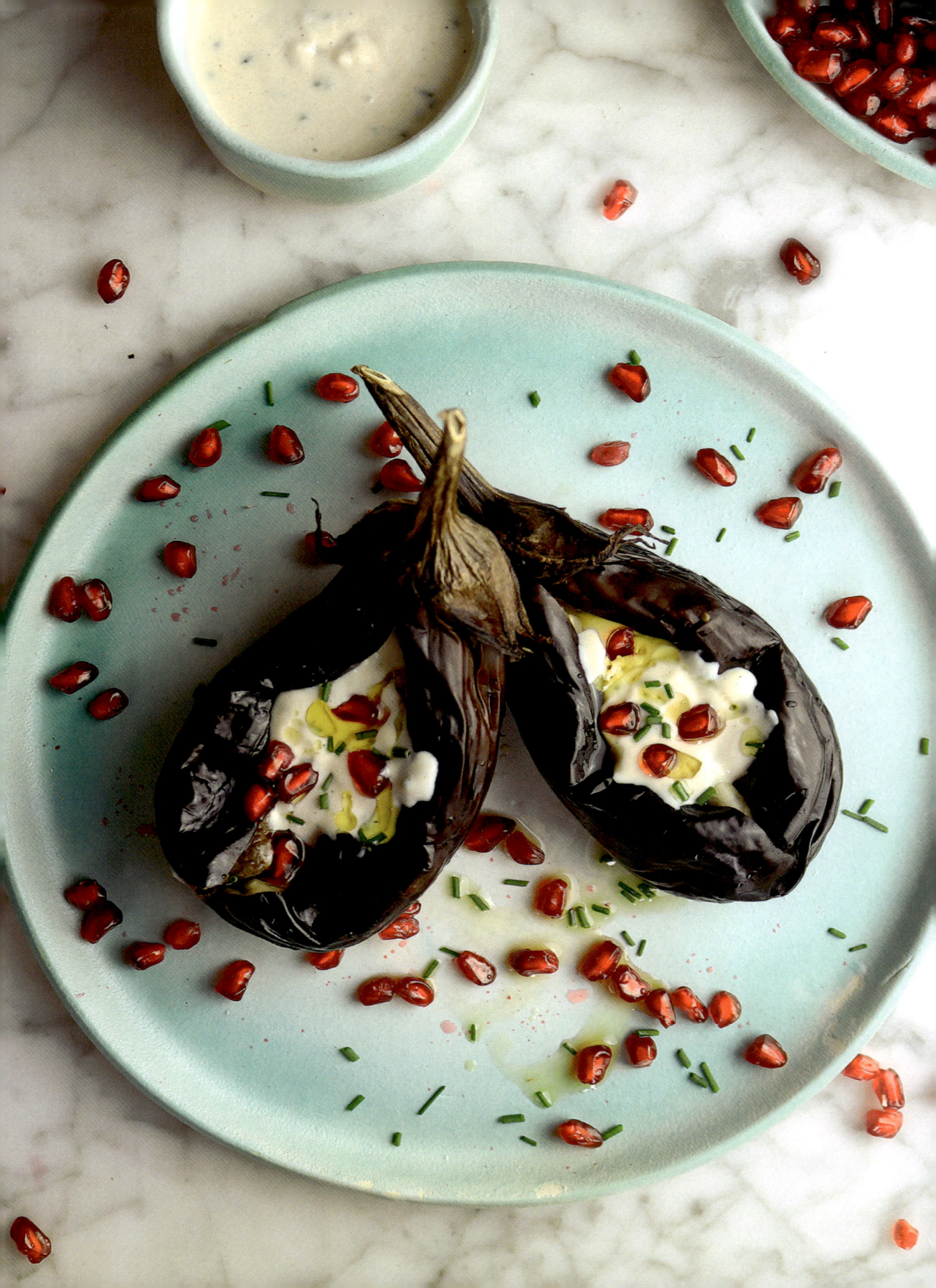

BERENJENA ASADA CON SALSA BLANCA

Ingredientes:

- 2 berenjenas pequeñas
- 1 yogur vegetal sin azúcar añadido
- 1 c. s. de zumo de limón
- 1 c. p. de tahini
- 1 pizca de comino en polvo
- Unas hojas de hierbabuena
- 1 pizca de pimienta negra
- AOVE
- Sal
- Granada.

Elaboración

Salsa blanca:

- En un bol pon el tahini, el yogur, la hierbabuena picada, el comino, la sal y la pimienta negra. Con unas varillas mezcla bien hasta que quede todo integrado.

Elaboración

Berenjenas:

- Lava y seca bien las berenjenas.
- Unta bien con las manos las berenjenas.
- Ponlas en una bandeja de horno con aceite, sal y pimienta.
- Con el horno precalentado previamente a 200 °C, hornéalas unos 40 minutos, el tiempo dependerá del tamaño de las berenjenas.
- Pínchalas y, si las ves jugosas, es que están listas.
- Una vez sacadas las berenjenas del horno, hazles cortes a lo largo y échales la salsa.
- Sírvelas con un chorro de aceite y unos granos de granada.

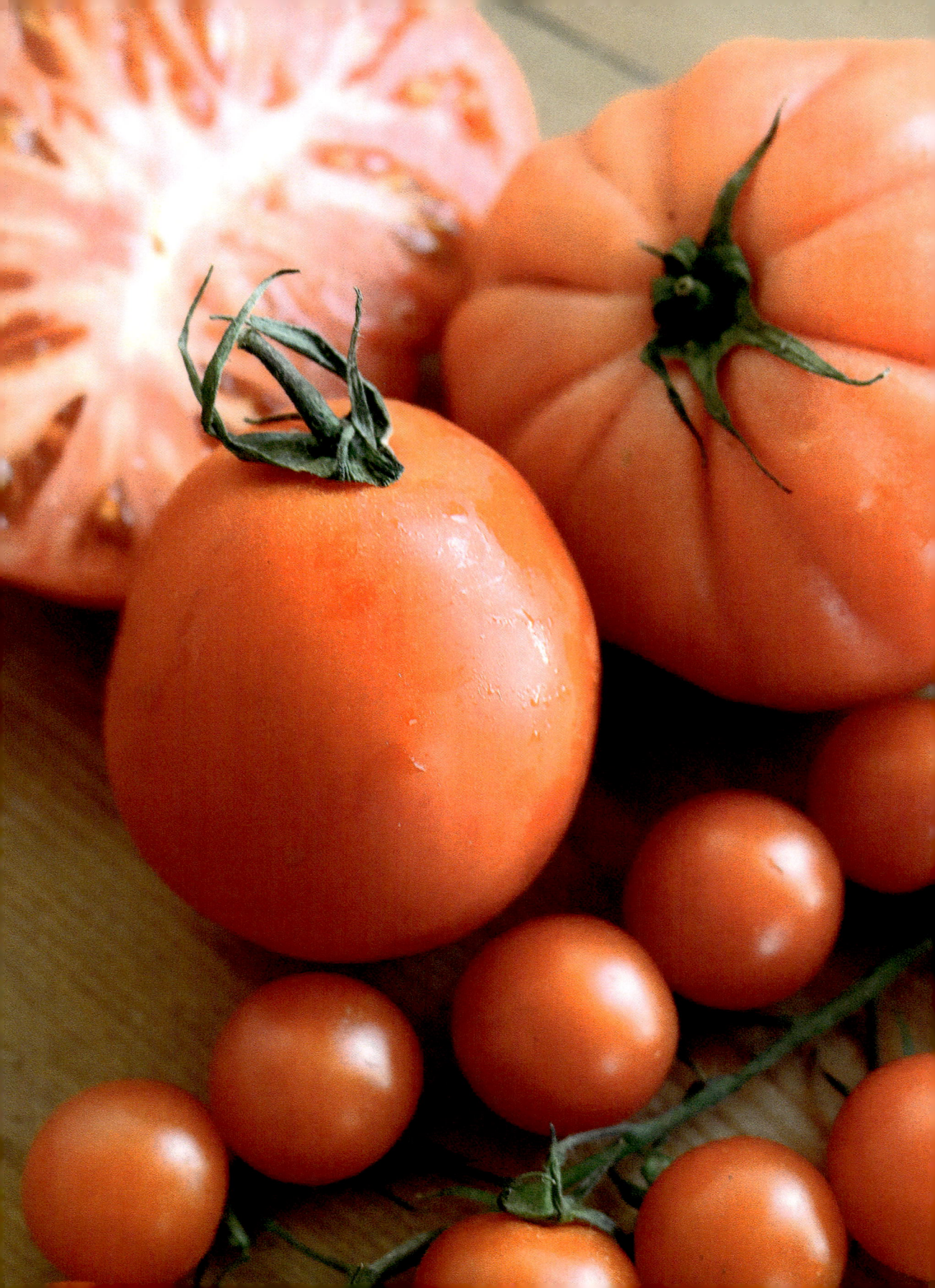

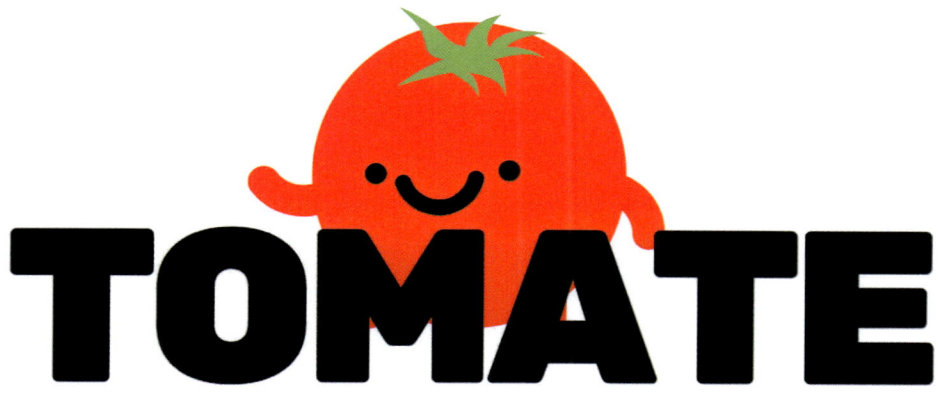

TOMATE

El tomate es una fruta de la familia de las solanáceas.

Aunque no se sabe con certeza si su origen es Perú o México, sí consta que los aztecas lo llamaban *kotani* o 'fruto con ombligo'.

Existen casi 100 variedades de tomates.

El tomate está compuesto por un 98 % de agua y contiene muy pocas calorías.

Destaca su aporte de vitamina C y del betacaroteno o provitamina A, así como de vitamina E. También contiene las vitaminas del grupo B, principalmente, la vitamina B1, la vitamina B6 y la vitamina B9 o ácido fólico.

También posee cantidades importantes de potasio y fósforo.

Un antioxidante muy potente, el licopeno, es el que le confiere su color rojo tan atractivo; todas las variedades del tomate nos aportan licopeno, pero, cuanto menos rojos sean, menor cantidad contendrán. También son ricos en luteína y β-criptoxantina.

Reduce el riesgo cardiovascular y regula la tensión arterial, el colesterol LDL y los triglicéridos.

Protege la vista debido a su aporte de vitamina A, de luteína y β-criptoxantina (poderosos antioxidantes que refuerzan y protegen la visión) y nos defiende contra los rayos UVA. Además, posee efecto anticancerígeno por su alto contenido en antioxidantes.

curiosidad:
Si queremos disfrutar de todo el aporte de licopeno que nos ofrece el tomate, es mejor comerlo cocinado, ya que el calor rompe sus membranas celulares y permite que lo absorbamos mucho mejor.

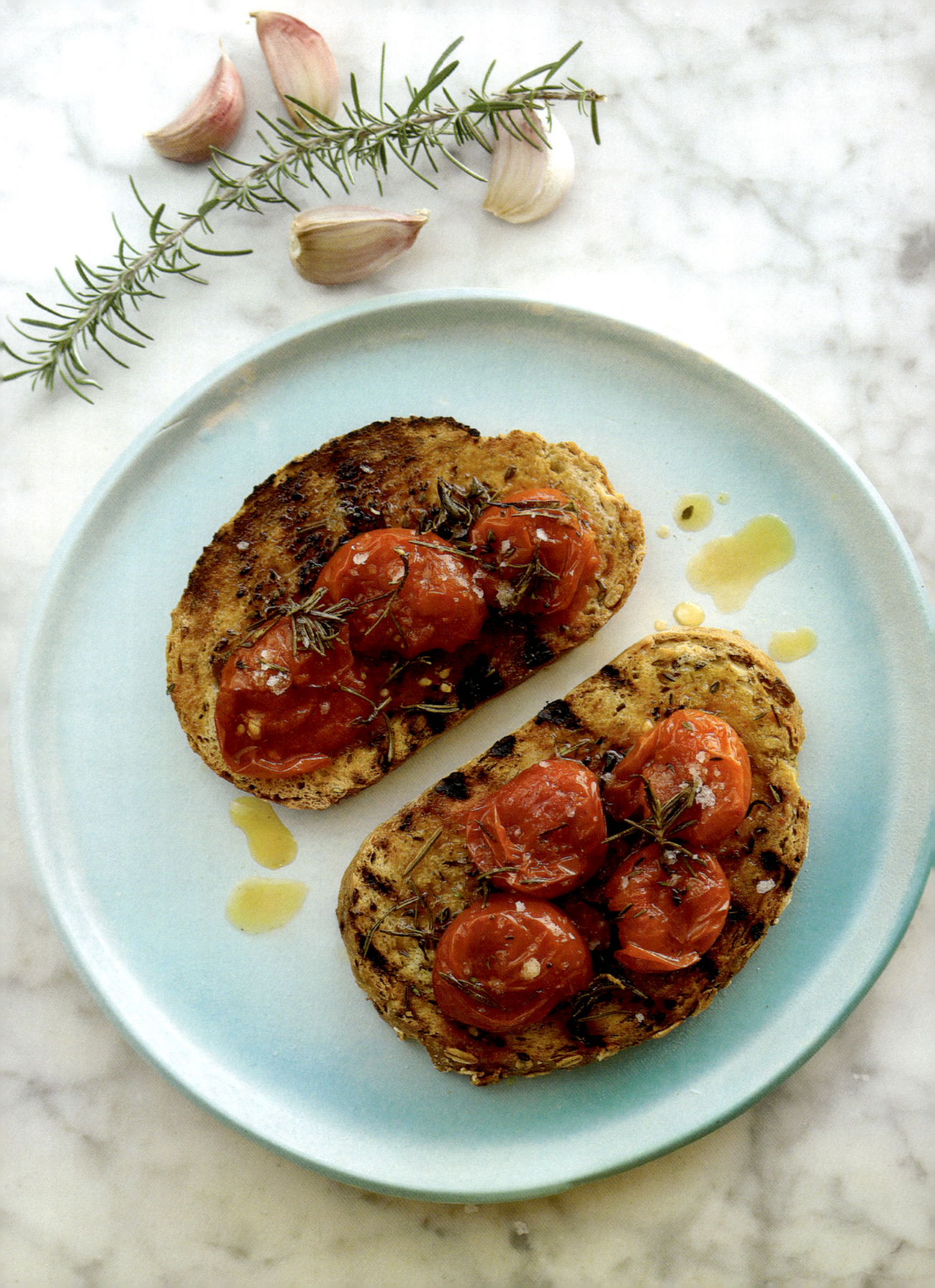

TOSTAS CON CHERRYS ASADOS AL ROMERO

Ingredientes:

- 1 rebanada de pan payés de espelta, centeno o pan sin gluten
- 1 ajo en crudo
- 250 g de tomates cherry
- Romero fresco
- Tomillo fresco
- Sal marina
- Pimienta negra
- AOVE.

Elaboración:

- Lava bien los tomates
- En una fuente de horno, coloca los tomates y echa un chorro de aceite, romero, tomillo, sal y una pizca de pimienta negra. Remueve bien con una cuchara.
- Hornea unos entre 15 y 20 minutos a 160 °C.
- Tuesta el pan y refriega el diente de ajo.
- Coloca los tomates sobre las tostadas (no olvides echar por encima el aceite resultante de la cocción).
- Esparce por encima unas escamas de sal.

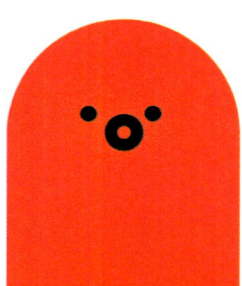

SHAKSHUKA "A MI MANERA"

Ingredientes:

- 2 tomates
- 1 pimiento rojo de tamaño medio
- 1 un diente de ajo
- 1 cebolla mediana
- 1 zanahoria
- 3 huevos camperos o tacos de tofu
- 2 c. s. de tomate triturado natural
- 2 hojas de laurel
- ½ c. p. de semillas de comino
- ½ c. p. de pimentón dulce tap de Cortí (especialidad mallorquina), aunque también puedes usar otro pimentón
- 1 pizca de pimienta negra recién molida
- AOVE
- Sal marina
- Perejil fresco.

Elaboración:

- Pela la zanahoria y la cebolla.
- Córtalas en brunoise junto al tomate y al pimiento rojo.
- En una cazuela con aceite a fuego medio, pon las semillas de comino, removiendo para que no se quemen. Acto seguido añade la cebolla, los dientes de ajo chafados y sigue removiendo. Cuando veas que se han dorado la cebolla y el ajo, agrega la zanahoria y el pimiento a fuego alto sin parar de remover.
- Pasados 5 minutos, incorpora los tomates, las hojas de laurel, el pimentón, la pimienta negra molida y la sal.
- Baja el fuego y sigue sofriendo unos 10 minutos más.
- Agrega las dos cucharadas de tomate triturado.
- Retira las hojas de laurel.
- Casca los huevos y añádeselos a la cazuela. Tapa hasta que estén listos.
- Espolvorea perejil picado y sírvelo al momento.

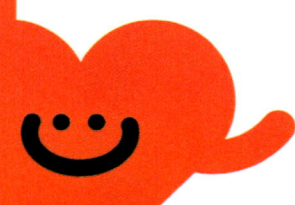

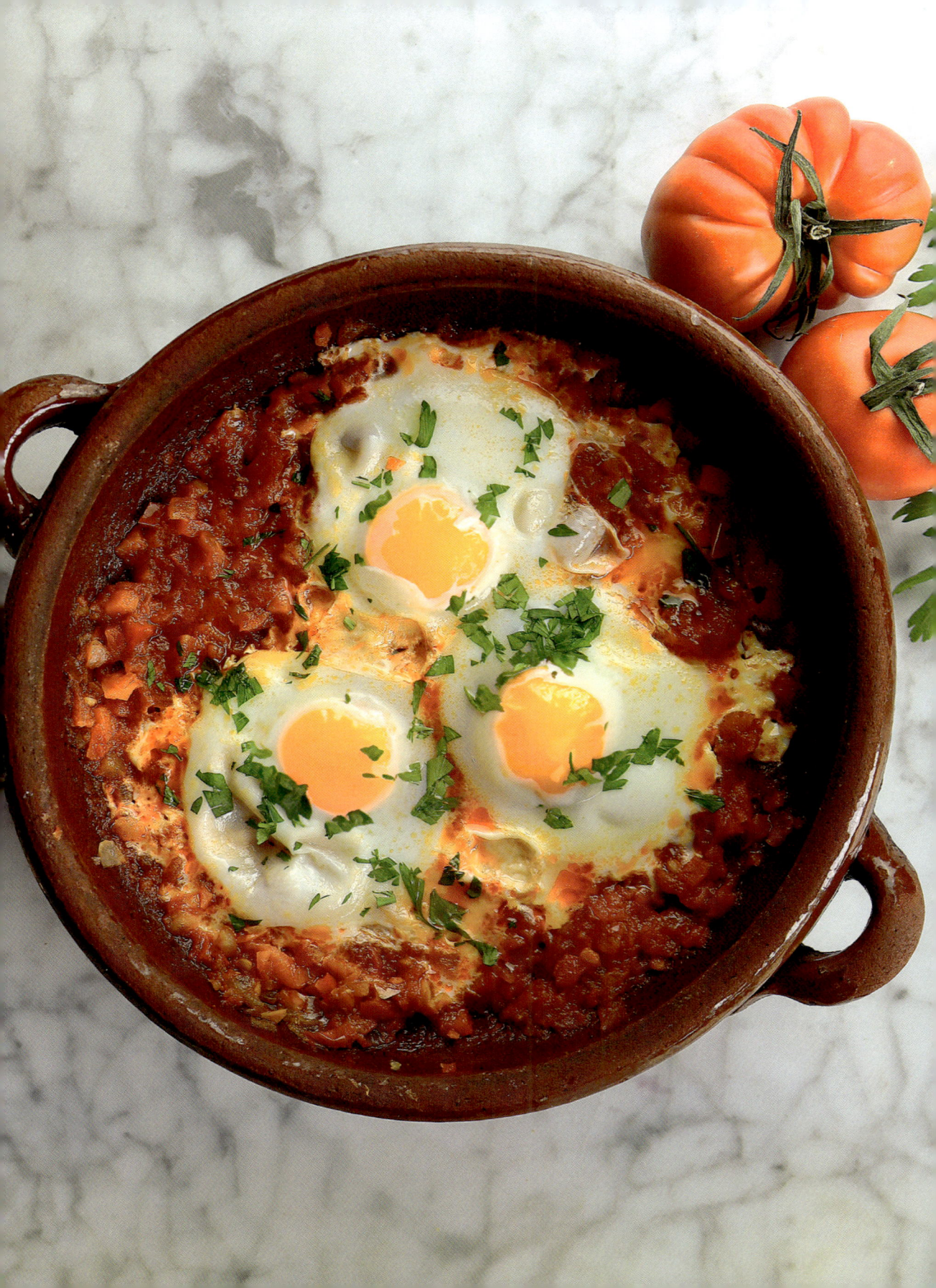

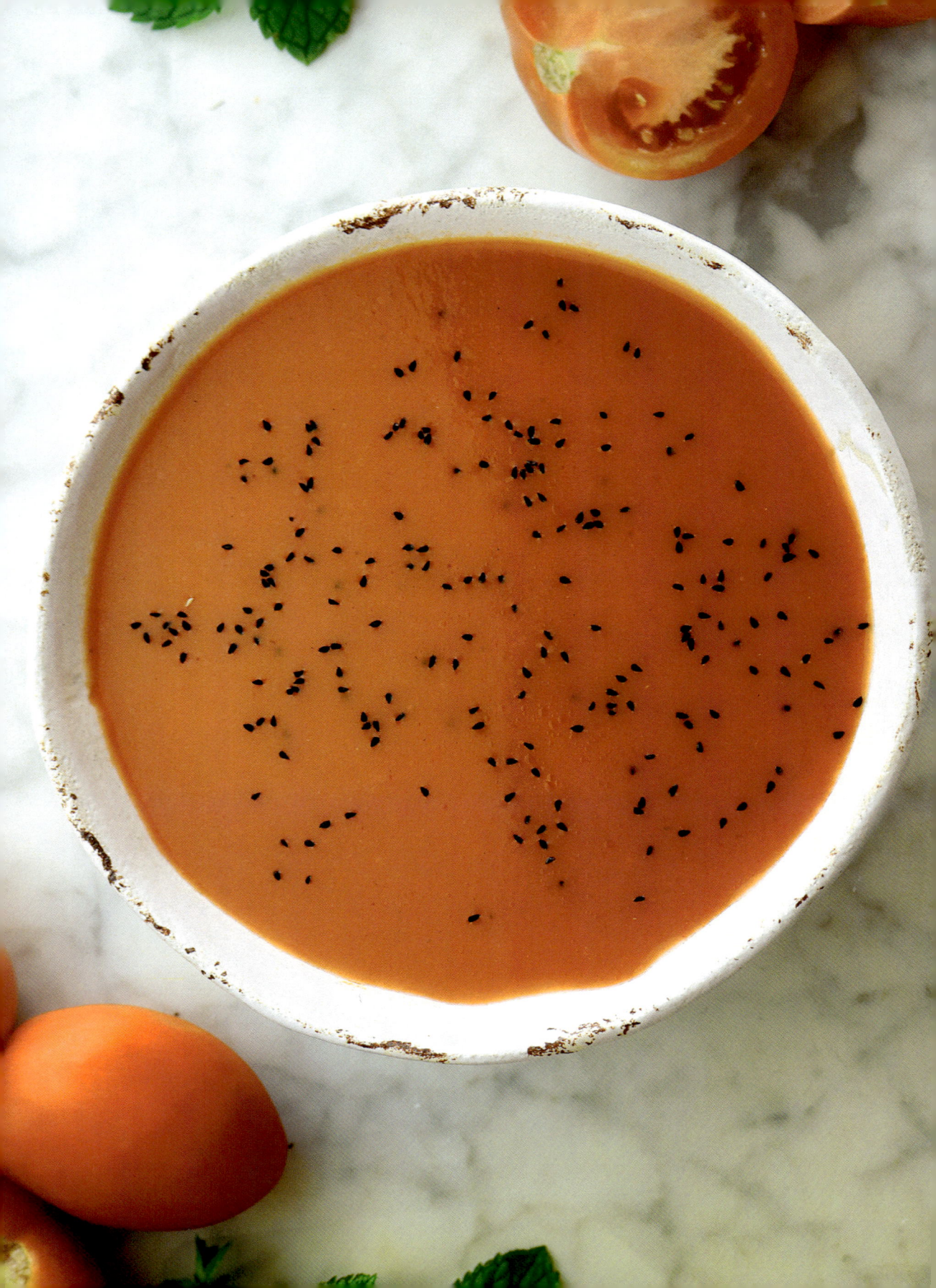

SOPA DE TOMATE

Ingredientes:

- ½ kg de tomates pera
- 4 tomates secos
- ½ cebolla
- 200 ml de nata vegetal
- 2 hojas de laurel
- Hojas de albahaca
- Una rodaja (de unos 2 cm) de jengibre fresco
- Sal marina
- Pimienta negra
- Azúcar de caña
- AOVE
- Semillas de sésamo negro.

Elaboración:

- Escalfa los tomates en una olla.
- Una vez listos, sácalos y pásalos por agua fría para poder pelarlos sin dificultad.
- Córtalos en trozos pequeños y resérvalos.
- Pica la cebolla y el diente de ajo, sofríelos en la sartén con aceite de oliva y añade las hojas de laurel.
- En la misma cazuela agrega el tomate y la albahaca picada, los tomates secos (que previamente habrás hidratado con agua), la pimienta, el jengibre rallado, la sal y una pizca de azúcar, y lo colmas con agua hasta que cubra los ingredientes.
- Cuécelo todo durante 15 minutos a fuego medio.
- Retira las hojas de laurel y añade la nata vegetal.
- Mézclalo bien y cocínalo un par de minutos más.
- Bátelo hasta obtener una crema fina.
- Sírvelo con unas hojas de albahaca, unas semillas de sésamo negro, unas palomitas o croûtons de pan.

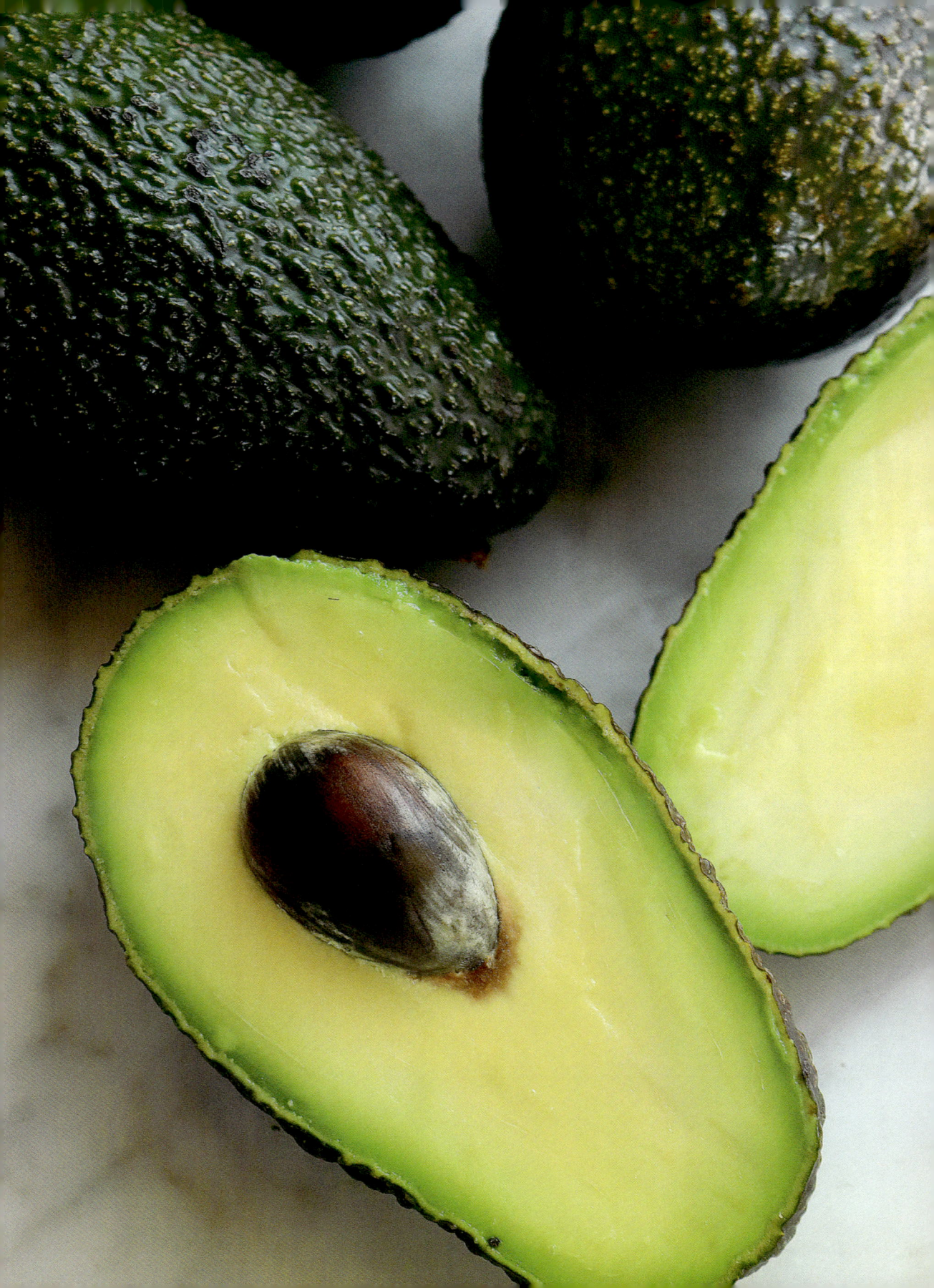

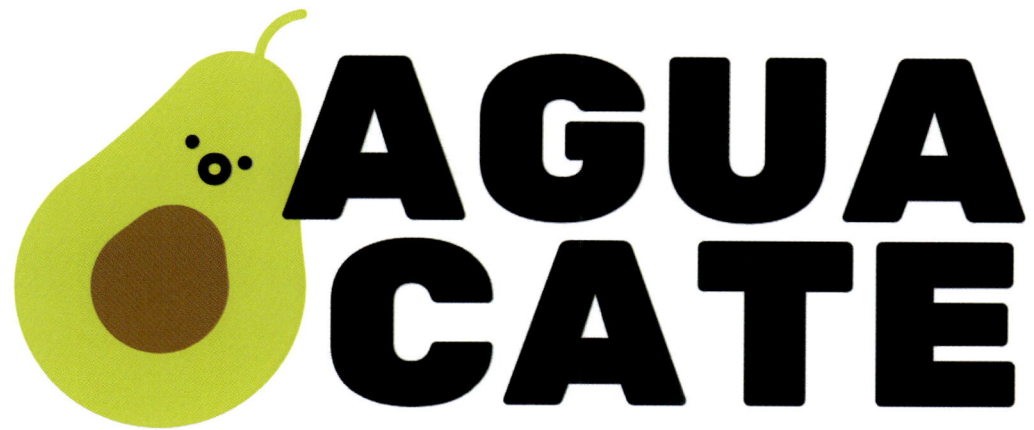

AGUACATE

El aguacate o palta es una fruta que pertenece a la familia las lauráceas, como la canela y el laurel.

Es imprescindible en la dieta saludable. Tan versátil y sabrosa que da para elaborar infinidad de recetas.

Hay que destacar que es rico en grasas monoinsaturadas (como las del aceite de oliva), en ácido oleico y en omega-3. Es muy rico en vitamina E (gran protectora de las membranas celulares) y también contiene vitamina C, vitamina K, vitamina D y vitaminas del grupo B.

Respecto a sus minerales, sin duda, destacan el potasio y el magnesio.

Gracias a la luteína y la zeaxantina, el aguacate es un gran antioxidante y muy bueno para la vista.

El aguacate es muy interesante para controlar la salud cardiovascular por el ácido oleico que contiene.

Reduce la retención de líquidos gracias a sus importantes cantidades de potasio (un 14 %, algo más que el plátano).

Sacia y evita el estreñimiento porque contiene fibra y regula el azúcar en sangre.

Protege el sistema nervioso y refuerza el sistema inmunológico.

curiosidad:
El nombre del aguacate viene del náhuatl, de la palabra ahuacati, que significa 'testículo'. Los aztecas y mayas lo consideraban afrodisíaco y lo vinculaban con los dioses de la fertilidad.

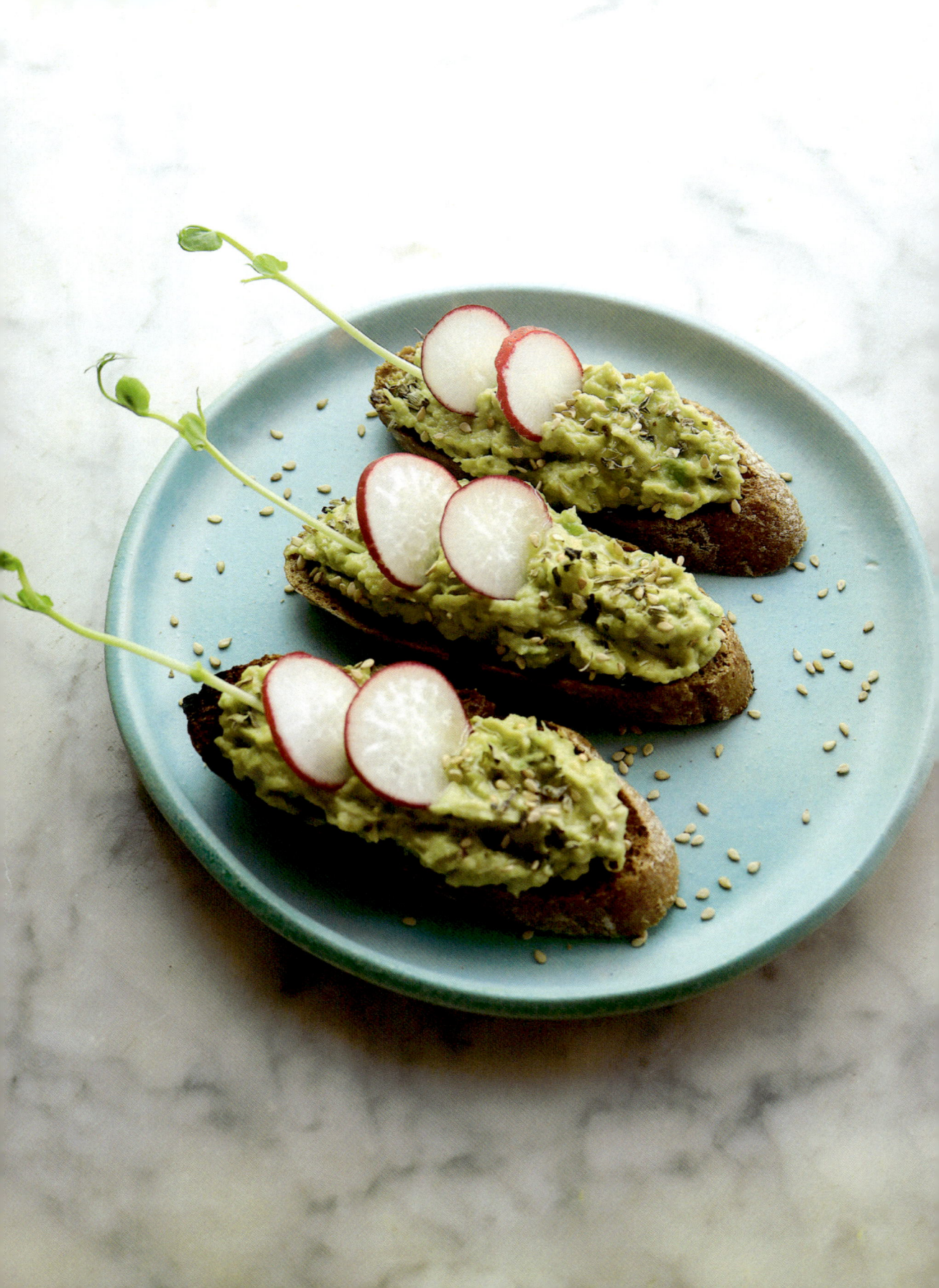

DESAYUNO

CROSTINI CON PATÉ DE AGUACATE

Ingredientes:

● 2 rebanadas de pan de masa madre de centeno
● 1 aguacate grande maduro
● 50 g de aceitunas verdes deshuesadas
● Rabanitos
● 1 c. s. de tahini
● 1 c. s. de zumo de limón
● 1 c. p. de orégano seco
● 1 pizca de pimienta negra
● Sal marina
● AOVE.

Elaboración:

● Pela el aguacate, ponlo en un bol y con un tenedor cháfalo bien. Agrégale los demás ingredientes y ve removiendo hasta obtener una mezcla (también puedes preparar este paté con una batidora).
● Corta unas rebanadas y tuéstalas un poco.
● Unta el pate en las tostadas y échale un chorrito de aceite de oliva, unas escamas de sal, unos rabanitos, unos germinados o unos higos.

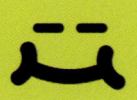

AGUACATES RELLENOS AL HORNO

Ingredientes:

● 2 aguacates
● 4 huevos de gallina eco
● Perejil
● Pimienta de cayena o pimentón dulce
● Pimienta negra.

Elaboración:

● Corta los aguacates por la mitad y vacíalos un poco para que te quepa el huevo dentro.

● Casca el huevo y ponlo en el agujero que has hecho en el aguacate, procura que no se rompa la yema.

● Sazona por encima con la cayena (si no los quieres picantes, opta por usar pimentón dulce), también culmina con una pizca de pimienta negra.

● Ponlos en una fuente y hornéalos con calor abajo a 180 °C unos 15 o 20 minutos, solo se debe cuajar la clara.

● Sirve caliente con unas escamas de sal por encima.

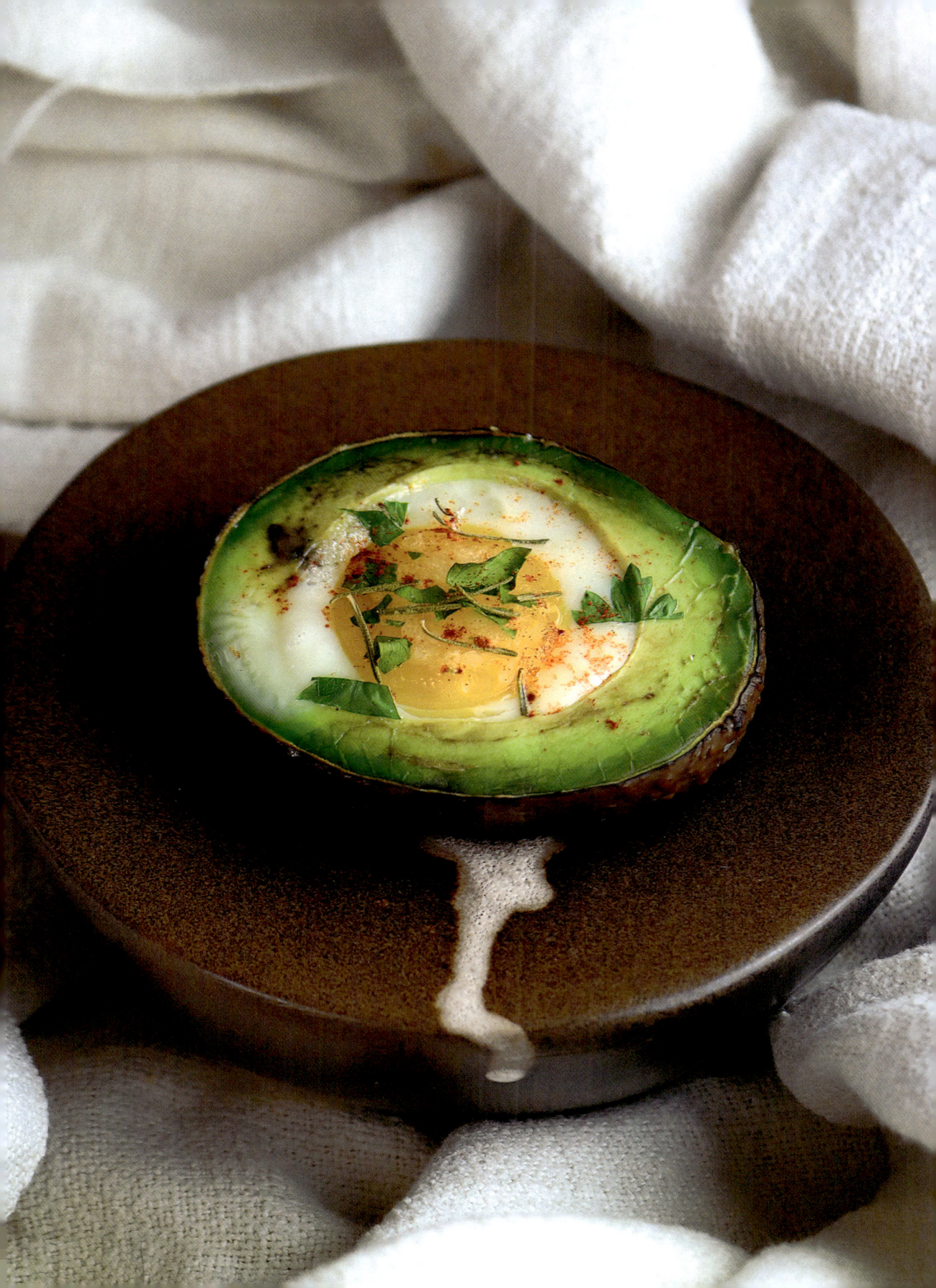

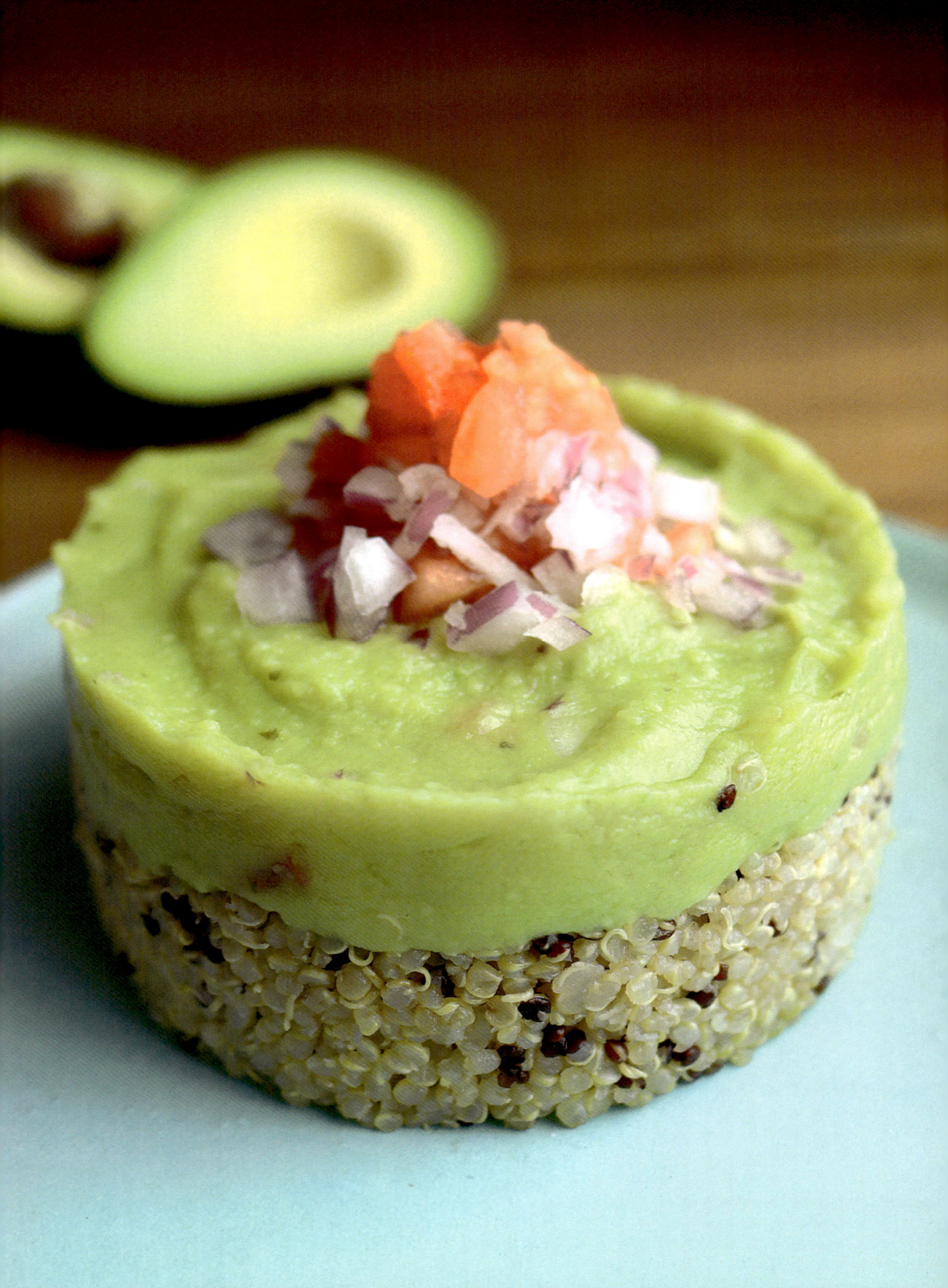

TIMBAL DE QUINOA Y GUACAMOLE

Ingredientes:

● 1 taza de quinoa
● 2 aguacates
● 1 tomate grande
● 1 cebolla pequeña morada
● 1 lima o limón
● AOVE
● 1 cuchara sopera de cilantro o menta
● Sal marina.

¿Qué es un guacamole?

Es una salsa fría de origen mexicano y de algunos otros países centroamericanos cuyo ingrediente principal es el aguacate.

v

Elaboración:

● Lava la quinoa y cocínala 15 minutos.

● Déjala enfriar mientras picas la cebolla y el tomate.

● Saca la pulpa del aguacate e incorpóralo al bol que contiene la cebolla y el tomate.

● Echa la lima o limón y chafa con un tenedor.

● Cuando tengas la pasta resultante, añade el cilantro o la menta y la sal, y mezcla todo muy bien con un chorrito de aceite.

● Para montar el timbal usa un molde de emplatado. Coloca en la base la quinoa y encima una capa de guacamole.

● Sobre la capa de guacamole corona con tomate y cebolla picaditos.

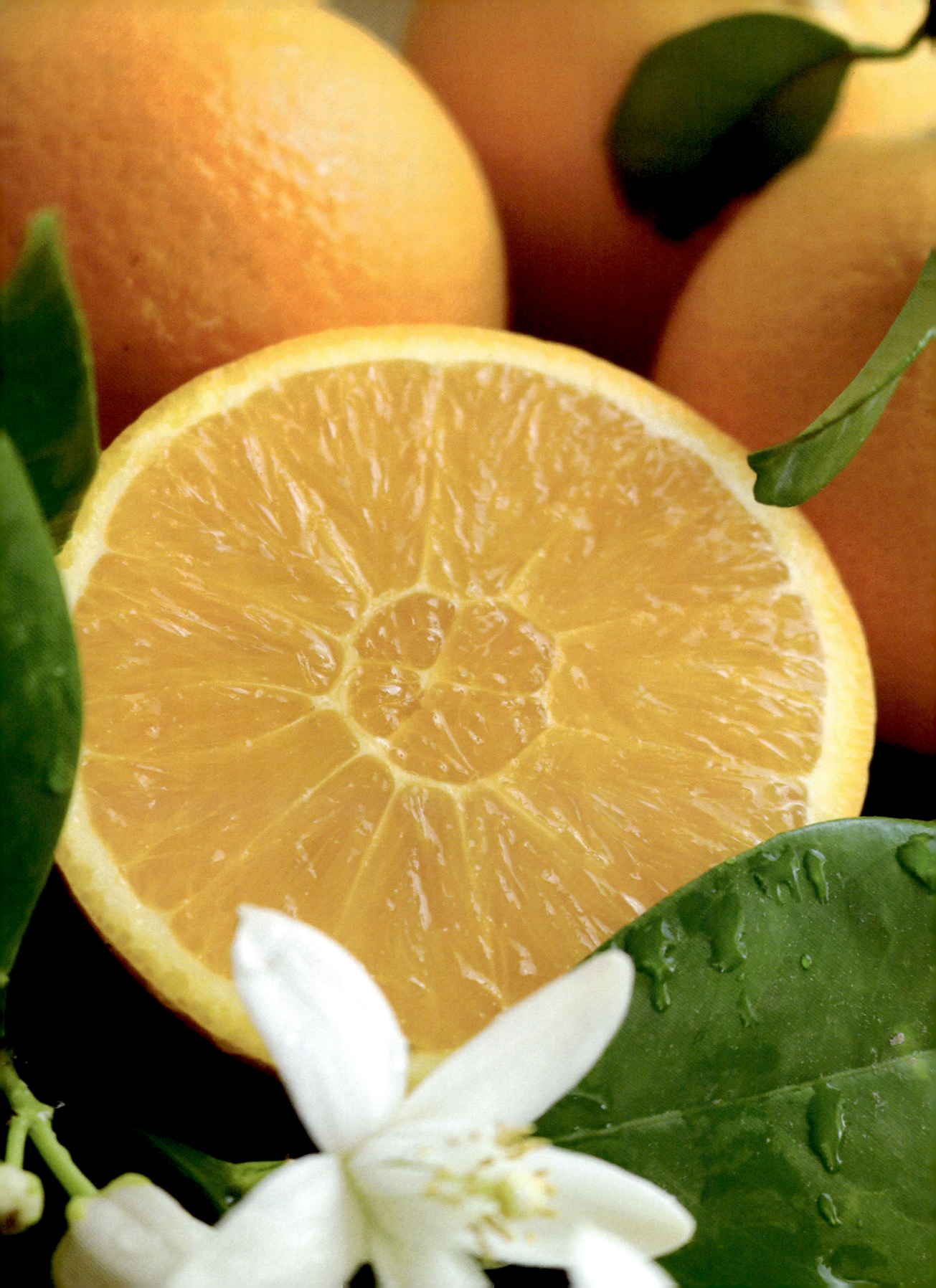

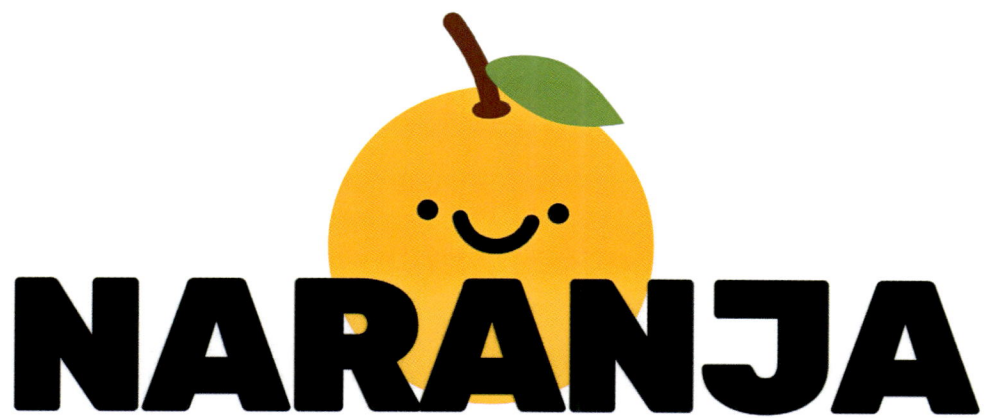

NARANJA

La naranja es una fruta muy apreciada y consumida en todo el mundo; aunque su origen se piensa que está en China, fueron los árabes los que las dieron a conocer en Europa.

Esta fruta pertenece al género Citrus, de la familia de las rutáceas, al igual que el limón y el pomelo.

Es muy conocida por la vitamina C, aunque no es la única vitamina que da valor a esta fruta, pues también viene cargada de vitamina A en forma de carotenoide y de vitamina B1 y B9 (o ácido fólico).

Contiene otros nutrientes, como los antioxidantes en forma de bioflavonoides (la hespederina, la naringina y la rutina), los minerales como el potasio y el magnesio, que junto a su fibra constituyen un buen cóctel nutricional.

Comer naranjas refuerza la inmunidad y favorece la absorción del hierro, por lo que a las personas que tienen anemia les va fenomenal.

Fortalece los huesos gracias a su aporte de vitamina C y calcio y es protectora de los vasos sanguíneos por sus bioflavonoides.

Regula el colesterol a partir de unos compuestos que existen en su corteza, y alivia las digestiones lentas, ya que es depurativa y resulta también carminativa (que facilita la expulsión de gases).

Gracias a su gran contenido en potasio, la naranja ayuda a eliminar líquidos y evita los calambres.

Además, su efecto antioxidante queda vinculado a la protección contra algunos cánceres.

curiosidad:
En China la naranja es un símbolo de buena fortuna.

El segundo día de fiesta del Año Nuevo en Vietnam se regalan naranjas a los recién casados como símbolo de fecundidad.

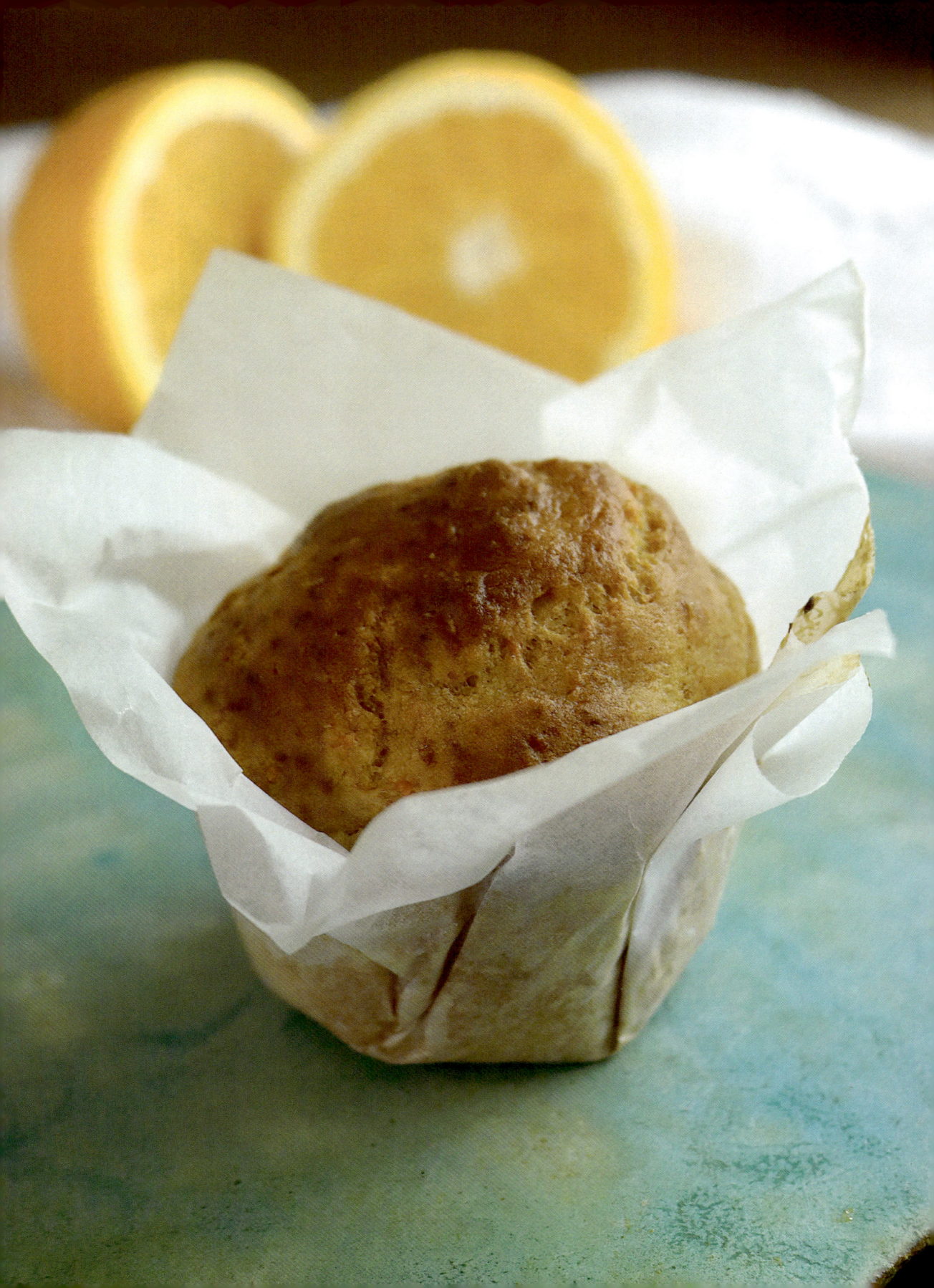

MAGDALENAS DE NARANJA Y ZANAHORIA

Ingredientes:

● 150 g de harina de espelta

● 150 g de azúcar de coco

● 100 g de zanahoria rallada

● La ralladura de una naranja pequeña

● 1 vaso de zumo de naranja

● 2 huevos (gallina o lino)

● ½ sobre de levadura.

Elaboración:

● Tamiza la harina.

● Pon los ingredientes secos en un bol y mézclalos.

● En otro bol bate los huevos e integra el zumo de las naranjas, la ralladura de naranja y la zanahoria rallada.

● Una vez tengas una buena mezcla, añade los ingredientes secos y con movimientos envolventes intégralo todo muy bien.

● Echa la mezcla en moldes para magdalenas y hornea a 180 °C durante unos 20 minutos (con el horno previamente precalentado).

● Pincha con un palillo, si ves que les falta, déjalas unos minutos más.

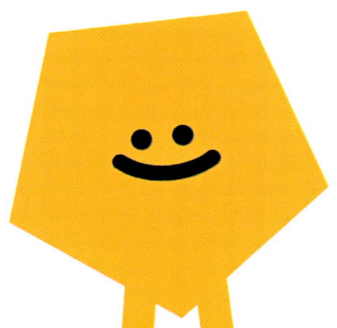

ENSALADA TEMPLADA DE NARANJAS

Ingredientes:

Generales:
- Brotes tiernos
- Rúcula
- 1 taza de judía roja cocida
- 6 chalotas horneadas
- 1 naranja o mandarina
- Cherrys horneados
- Aliño de mostaza (puedes consultar la receta más adelante, en el apartado «Un poco más»).

Chalotas horneadas:
- 6 a 8 chalotas
- AOVE
- Unas ramitas de romero fresco.

Cherrys al horno:
- Tomates cherry
- Romero fresco
- AOVE
- Sal

Elaboración

Cherrys:
- Lava bien los tomates.
- En una fuente de horno, coloca los tomates y echa un chorro de aceite, romero, tomillo, sal y una pizca de pimienta negra. Remueve bien con una cuchara.
- Hornea entre 15 y 20 minutos a 160 °C.

Chalotas horneadas:
- En una pequeña fuente pon las chalotas peladas con un buen chorro de aceite, sal y las ramitas de romero.
- Hornea a 180 °C unos 20 minutos.

Ensalada:
- Cuece las judías rojas (o puedes utilizar las de bote ya hervidas).
- Pela y corta en gajos las naranjas o mandarinas y resérvalas.
- Monta la ensalada poniendo primero una cama de brotes tiernos y rúcula y sobre ella vas colocando los demás ingredientes como gustes.
- Por último, riega con el aliño de mostaza.

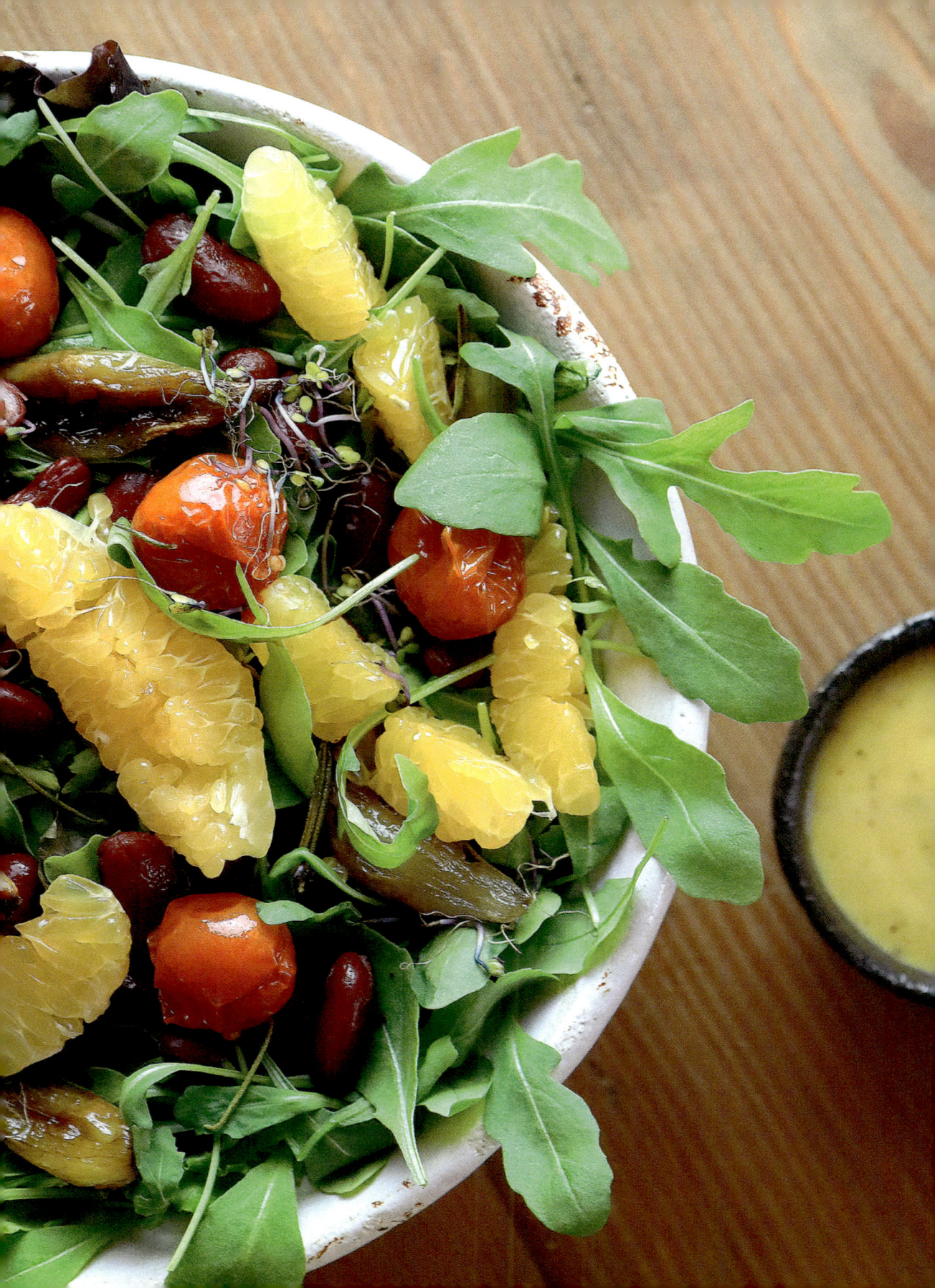

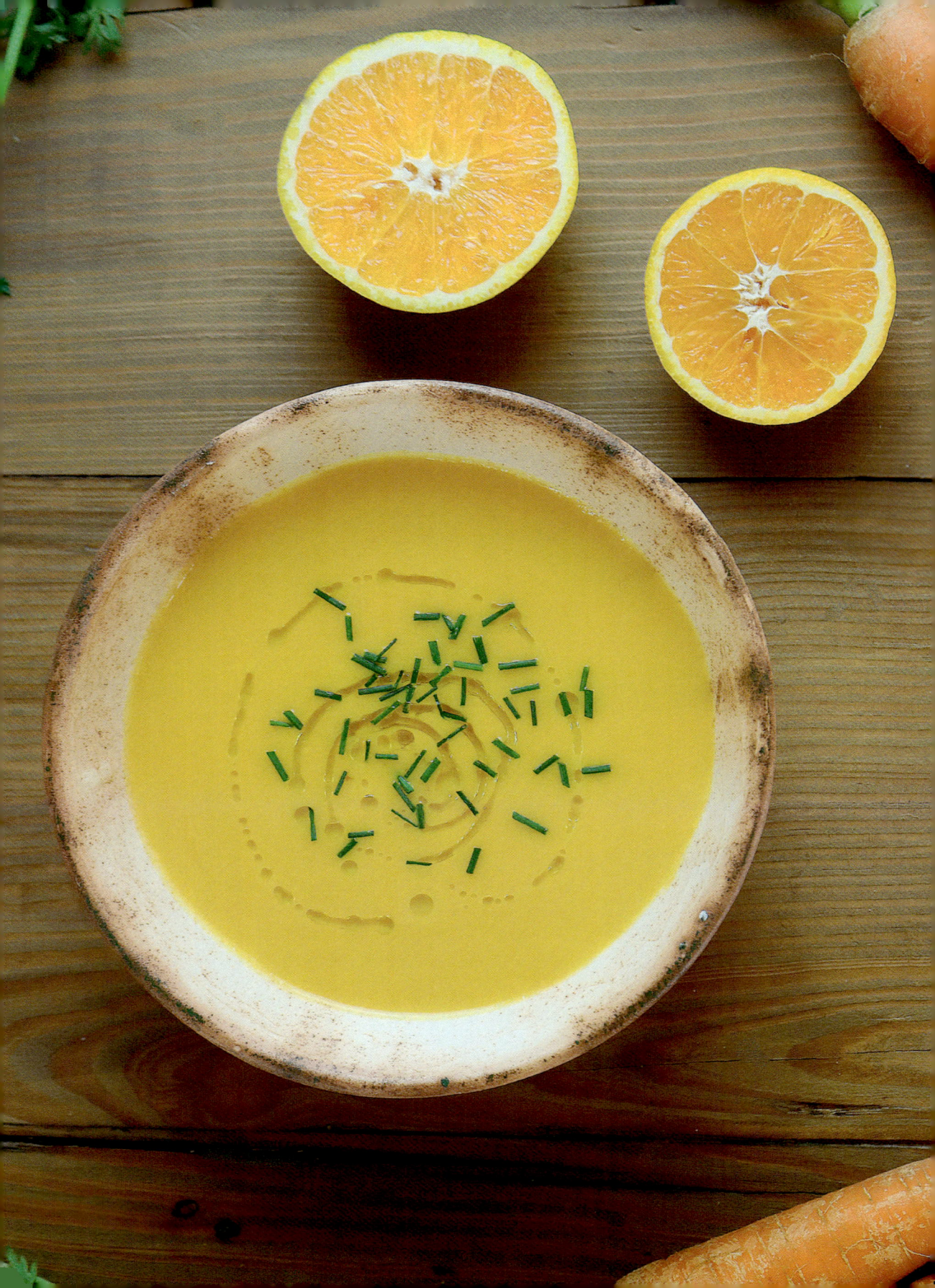

CREMA ANARANJADA

Ingredientes:

- 1 kg de zanahorias
- 1 puerro
- 1 vaso de zumo de naranja
- 1 litro de caldo de verduras
- 150 g de nata vegetal
- 1 c. s. de AOVE
- 1 pizca de pimienta negra
- 1 pizca de sal.

Elaboración:

- Retira la raíz y las hojas del puerro, quédate con la parte blanca y trocéala en pedazos pequeños.
- Lava las zanahorias y córtalas en trozos muy pequeños.
- En una cazuela, rehoga las zanahorias y el puerro durante unos 8 minutos.
- Agrega el caldo y el zumo de naranja y lo cocinas 10 minutos más.
- Añade sal y pimienta al gusto.
- Apaga el fuego, echa la nata vegetal y tritúralo todo.
- Sirve caliente o frío.

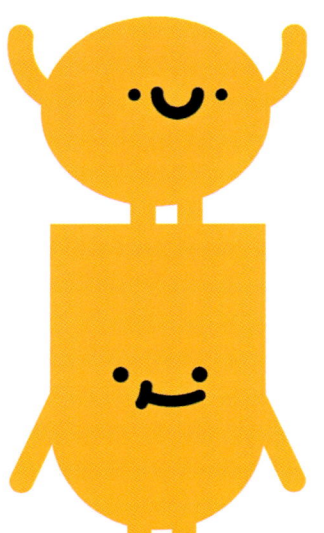

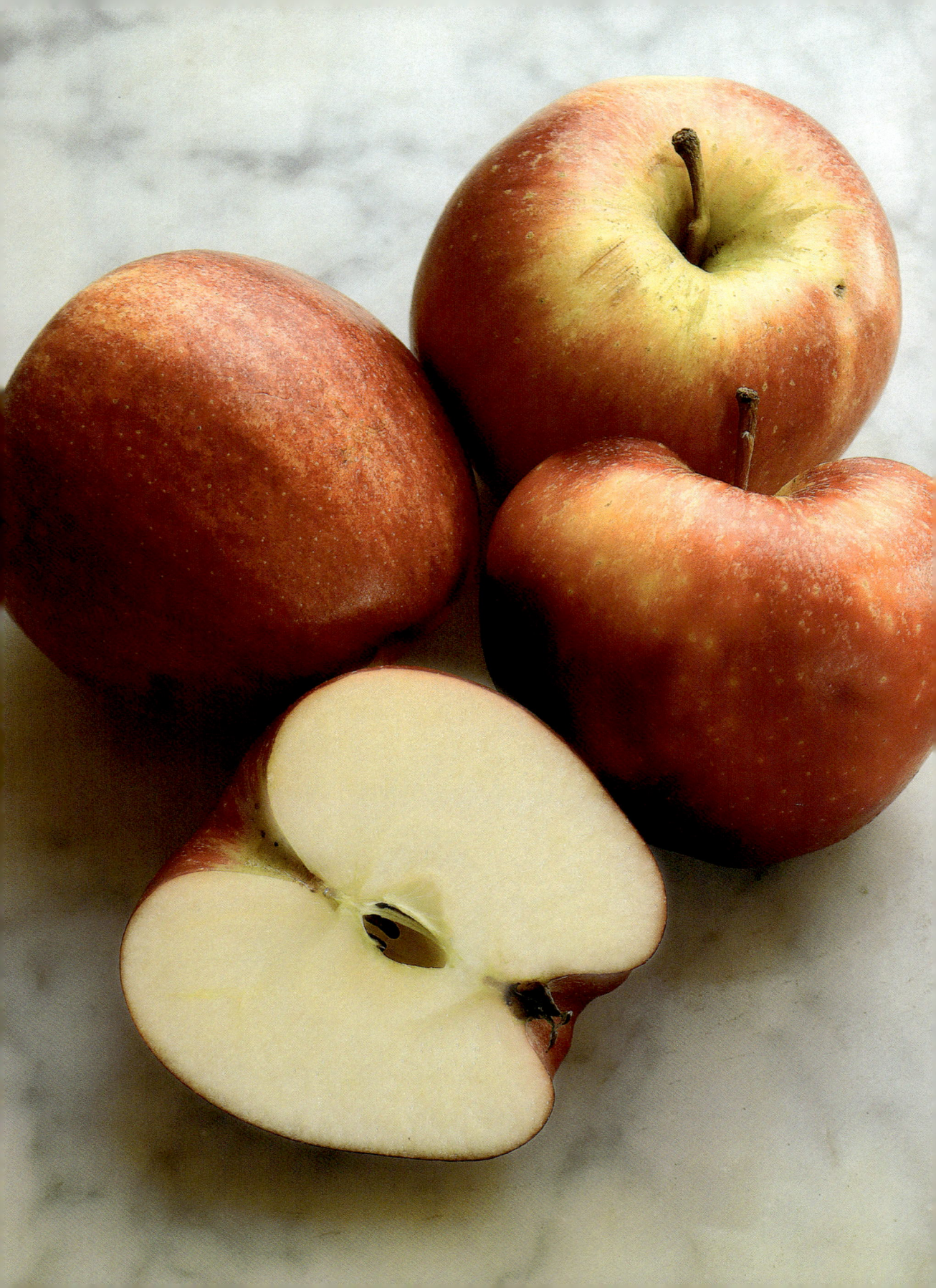

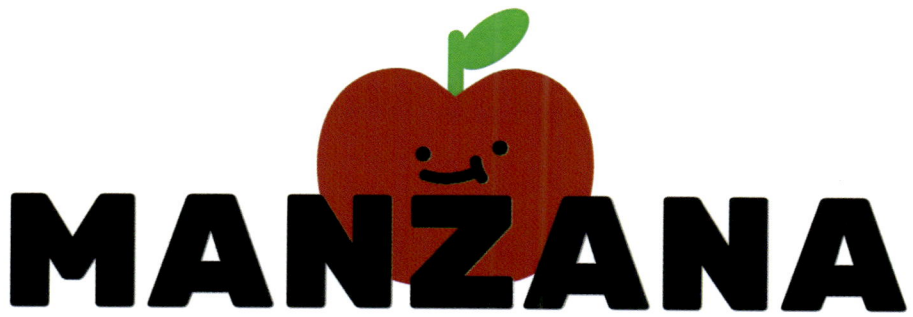

MANZANA

La manzana es el fruto del manzano, un árbol de la familia de las rosáceas, como son el cerezo y el almendro.

Ya lo dice el refrán galés, «una manzana al día aleja el doctor de tu vida», y es que es una de las frutas más completas y beneficiosas que podemos comer.

El 85 % de esta fruta es agua y destaca en vitaminas C, A, E, B1, B2, B5 y B6.

Rica en potasio, en flavonoides (como la quercetina, catequinas y floridzina) y en los ácidos málico y tartárico.

Su fibra (que se llama pectina) es un excelente prebiótico.

Favorece el tránsito intestinal por su alto contenido en este nutriente y permite una buena digestión de grasas.

Con propiedades antiinflamatorias gracias a la quercetina.

Es una gran aliada del sistema nervioso por sus vitaminas del grupo B y facilita la memoria, ya que promueve la producción de acetilcolina.

Ayuda a controlar el peso y gracias a su potasio reduce la acumulación de líquidos.

Cuida los dientes, ya que por su consistencia dura y áspera facilita la eliminación de los restos de comida en la boca.

Gracias a su vitamina C, mejora el sistema inmune y ayuda a la cicatrización de heridas.

Previene el riesgo a la diabetes manteniendo a raya la resistencia a la insulina, y es una fruta muy alcalinizante.

curiosidad:
Las manzanas flotan en el agua porque contienen un 25 % de aire.

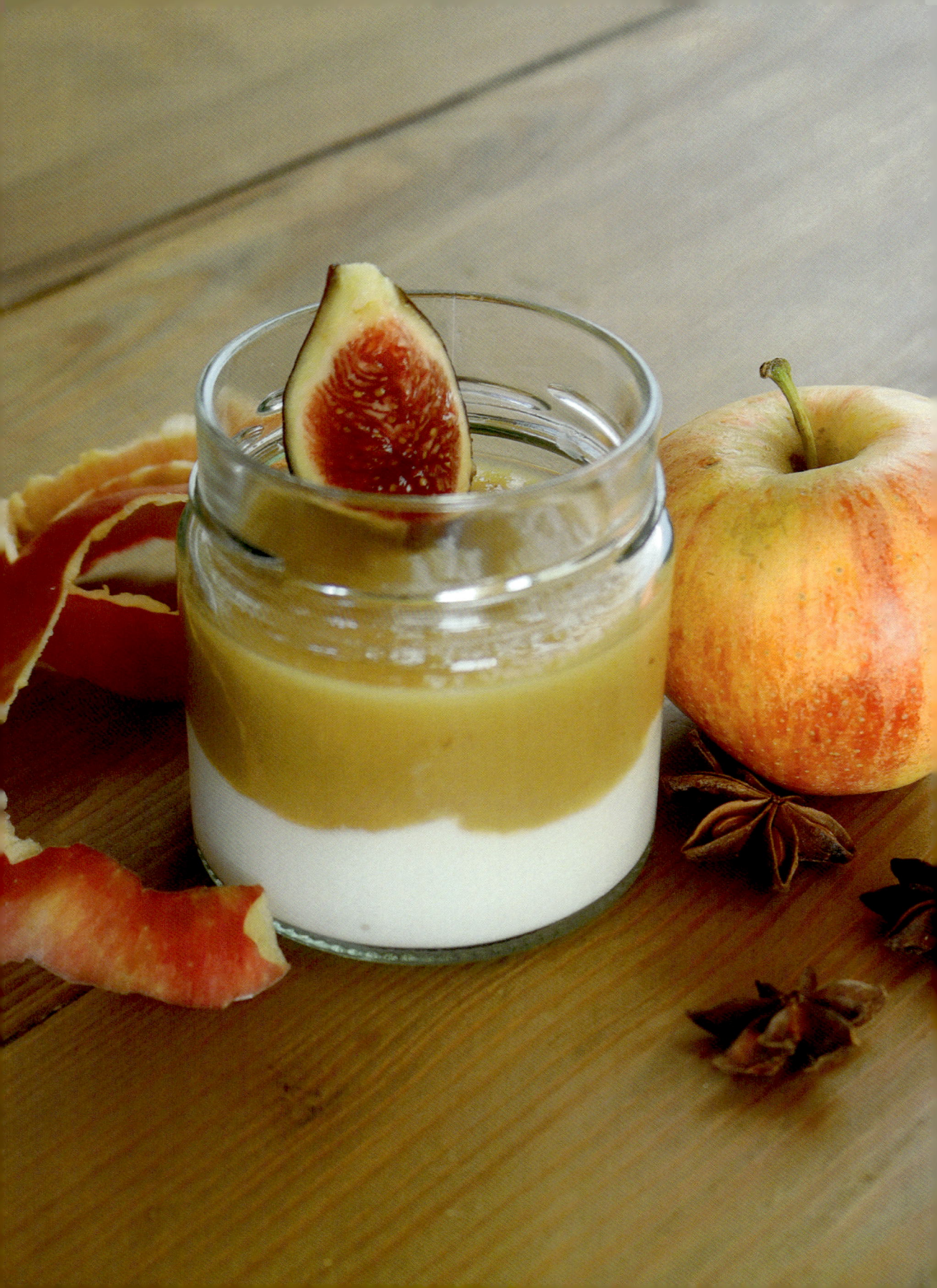

COMPOTA DE MANZANA Y YOGUR

Ingredientes:

● 3 manzanas

● 2 yogures vegetales

● 1 c. s. de sirope de agave o miel

● ½ limón

● Anís estrellado (4 estrellas)

● 100 ml de agua.

Elaboración:

● Pela las manzanas, descorazónalas y trocéalas.

● En una sartén a fuego lento, pon 100 ml de agua, añade la corteza del limón, el sirope de agave y las estrellas de anís.

● Cuando este líquido empiece a calentarse, añádele las manzanas y rehógalas unos 15 minutos (deben quedar tiernas).

● Pasado este tiempo, apaga el fuego y retira la peladura del limón y las estrellas de anís.

● Aplasta con un tenedor (o, si quieres que la compota sea más fina, utiliza la batidora).

● Mezcla bien los yogures en un bol.

● Reparte en vasitos el yogur y corona con la compota.

● Puedes decorar con fruta o con granola.

ENSALADA WALDORF "A MI MANERA"

Ingredientes

Ensalada:

- Brotes tiernos
- 50 g de anacardos
- 100 g de piñones
- 1 tallo de apio
- 1 manzana Granny Smith
- 1 manzana Royal Gala
- 5 o 6 orejones
- Nueces pecanas
- Semillas de sésamo negro
- Zumo de limón

Salsa:

- 1 yogur vegetal de soja o de coco (que son más espesos)
- 2 c. p. de sirope o de miel cruda
- 1 c. p. de cúrcuma
- 1 pizca de pimienta negra
- Sal marina.

Elaboración

Salsa:

- Pon el yogur, el sirope o la miel, la cúrcuma, la pimienta y la sal en un bol y remuévelo todo con unas varillas.

Elaboración

Ensalada:

- Limpia el tallo de apio y córtalo en medias lunas muy finas.
- Pela la manzana (o, si lo prefieres, déjala sin pelar) y córtala en lunas.
- Prepara la ensaladera rociándola con el limón.
- Coloca una cama de brotes tiernos y sobre ella ve poniendo el apio, la manzana, las nueces pecanas, los piñones y los orejones previamente cortados en tiras finas.
- Echa por encima la salsa a tu gusto.

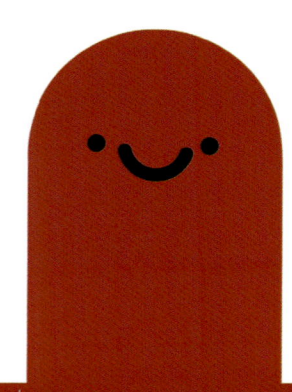

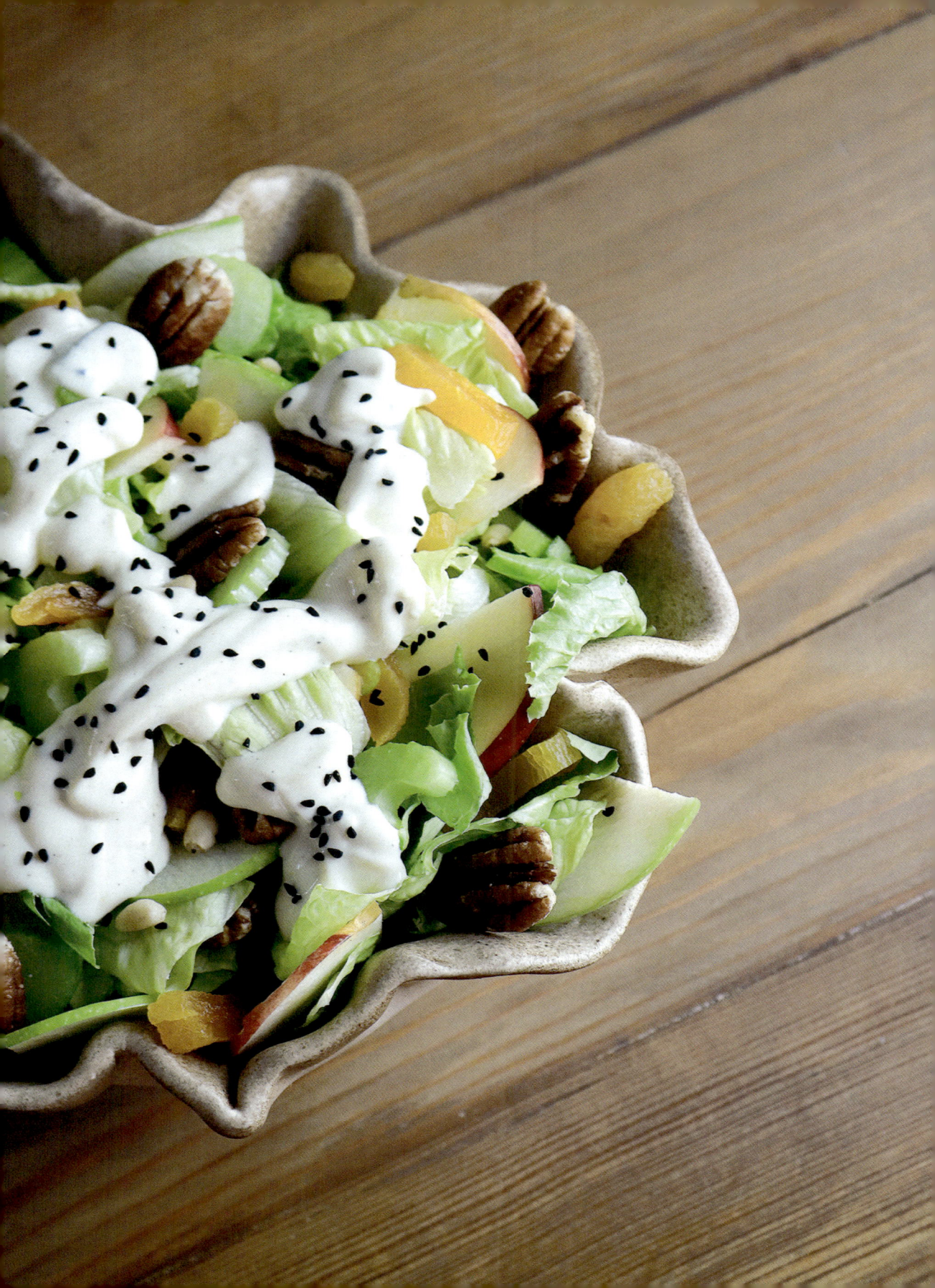

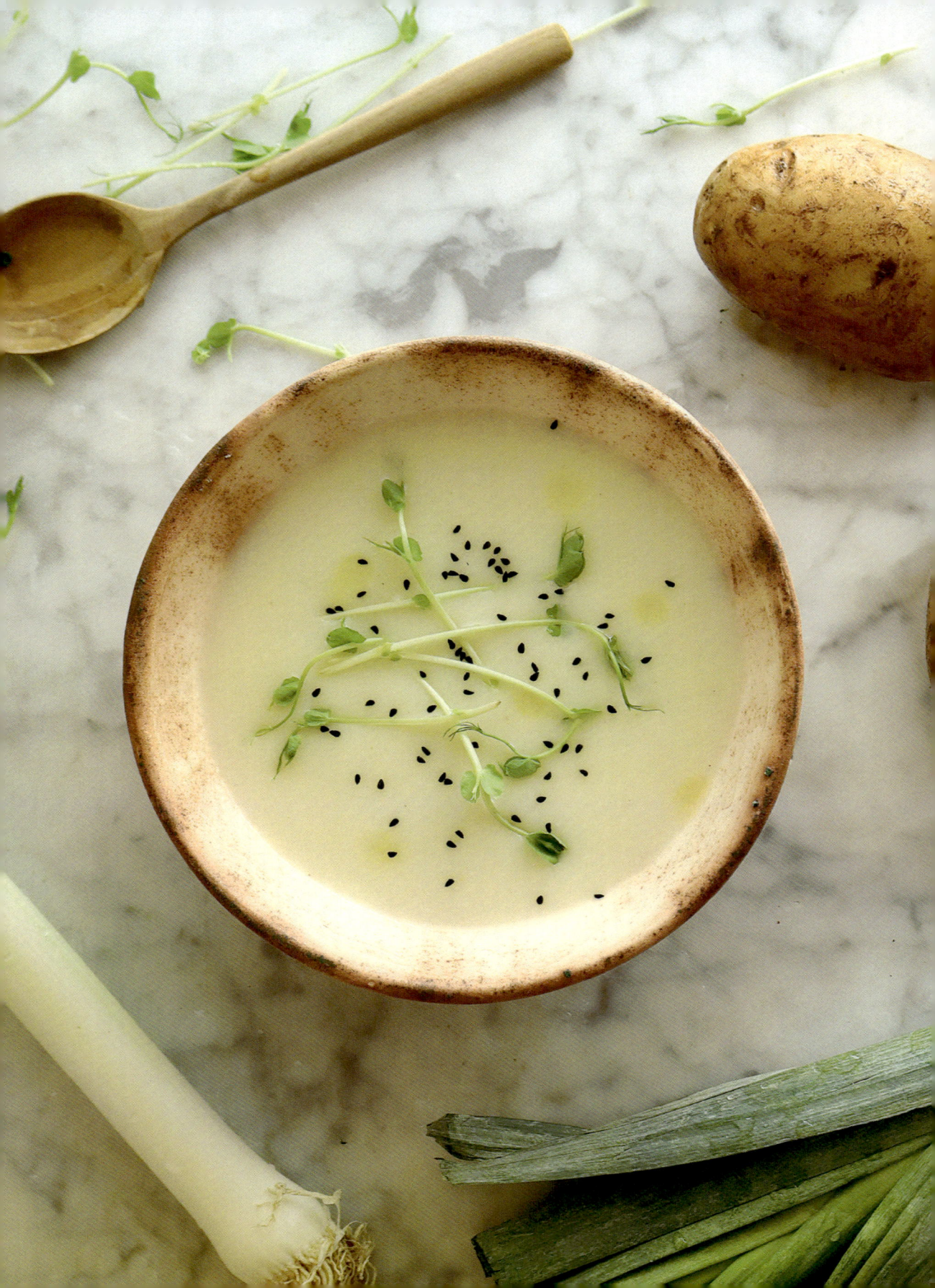

VICHYSSOISE DE MANZANA

Ingredientes:

- 3 puerros
- 1 cebolla blanca pequeña
- 2 patatas
- 1 manzana grande
- ½ litro de caldo vegetal
- 150 g de nata vegetal
- AOVE
- 2 hojas de laurel
- 4 cardamomos verdes.

¿Qué es una vichyssoise?

Es una sopa espesa que generalmente se sirve fría y su origen es francés.

v

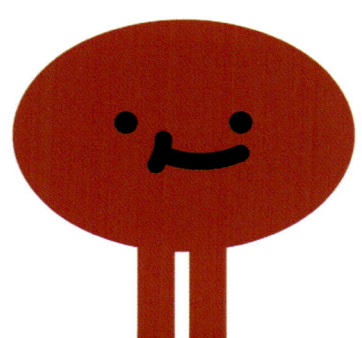

Elaboración:

- Pela los puerros y déjales solo la parte blanca. Córtalos en rodajas.
- Monda las patatas y córtalas en trozos.
- Pela y pica la cebolla.
- Monda la manzana y córtala en trozos.
- Pon la cebolla y los puerros en una cazuela y póchalos.
- Cuando estén en su punto, agrega las patatas, las manzanas, las hojas de laurel y los cardamomos.
- Añade caldo vegetal hasta que cubra bien todos los ingredientes y remueve.
- Sube el fuego al máximo y cuando comience a hervir tapa la cazuela por 15 minutos. Pasado este tiempo, baja el fuego a media potencia hasta que se cocine.
- Retira del fuego, saca las hojas de laurel y los cardamomos.
- Echa la nata y pásalo todo por la batidora.
- Se puede servir en frío en caliente.

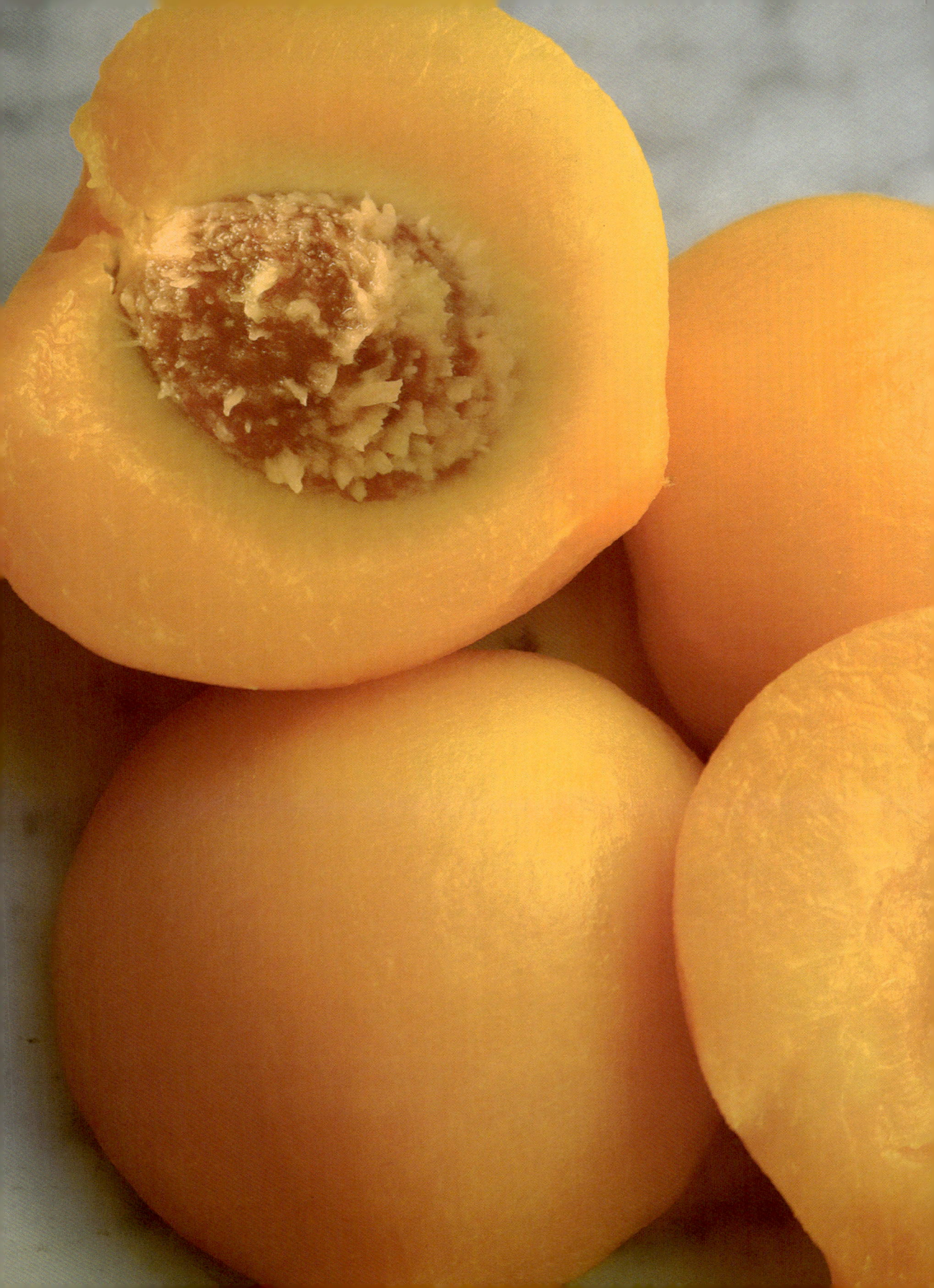

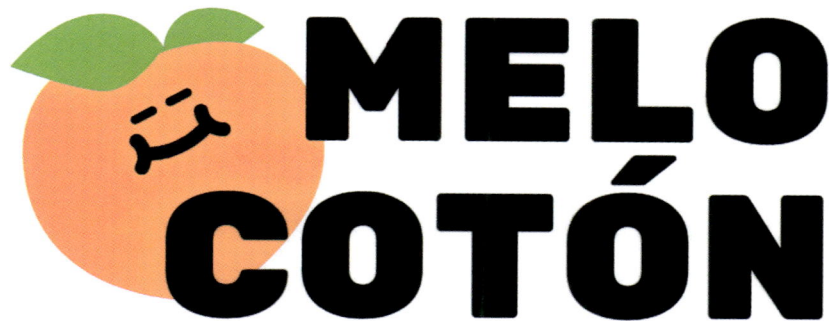

MELOCOTÓN

El melocotón o durazno lo produce el melocotonero, de la familia de las rosáceas, igual que la almendra y el cerezo.

El melocotón es una fruta carnosa, sabrosa y dulzona, pero en realidad contiene poca cantidad de azúcares.

Es muy rica en betacarotenos (precursores de la vitamina A) y es un excelente antioxidante, tiene vitaminas C, E, B2 y B6.

En cuanto a minerales, contiene potasio, fósforo, magnesio, hierro, selenio y zinc.

Posee un alto contenido en fibra (ideal para el tránsito intestinal) y en agua.

Importante para el sistema cardiovascular por sus minerales y vitamina C (que es protectora de los vasos sanguíneos).

Diurético natural y aliado de la piel (por sus antioxidantes) y de la vista (por los betacarotenos, especialmente la luteína).

Favorece la digestión de grasas gracias a que cuando comemos melocotón se produce una acción colerética que aumenta la producción de bilis.

Su ácido fenólico evita que los radicales libres se oxiden en el cuerpo (principal problema del envejecimiento).

Previene la anemia ferropénica y la fatiga gracias a que la vitamina C que nos aporta ayuda a que el hierro se absorba mejor.

curiosidad:
En China, el melocotón es símbolo de la inmortalidad y la larga esperanza de vida y es tradición tener en casa flores de melocotonero. También se considera que regalar melocotón a un ser querido es un acto de agradecimiento y de deseo de larga vida.

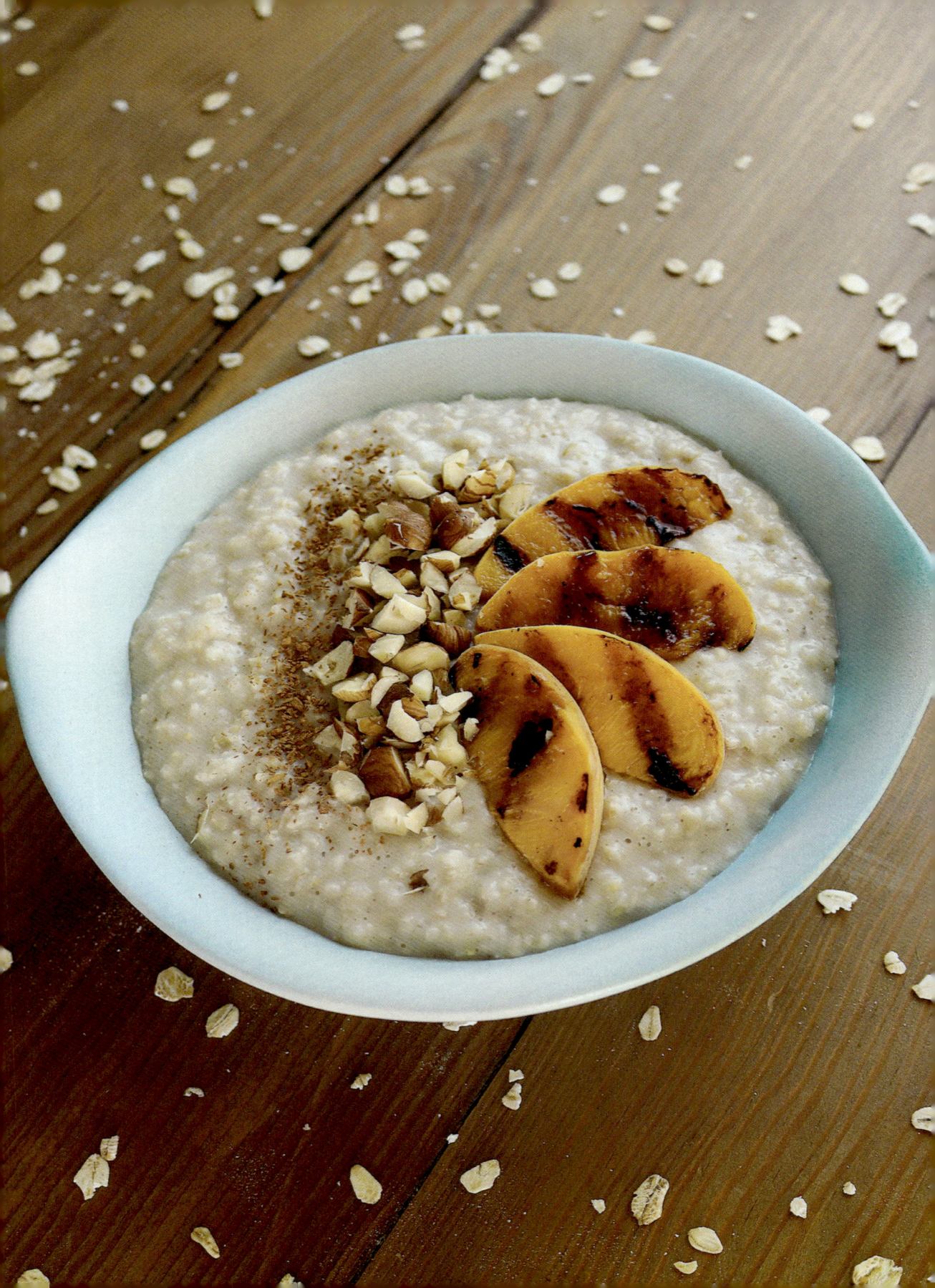

PORRIDGE DE MELOCOTÓN

Ingredientes:

- 120 g de copos de avena
- ½ kilo de melocotón
- 20 g de orejones
- 1 c. s. de sirope de agave o miel
- ½ litro de leche de avena
- 1 rama de canela
- 1 c. p. canela en polvo
- Pistachos.

Elaboración:

- Pon la leche, los orejones y el sirope de agave en una batidora y bátelo todo bien hasta que quede líquido (si hace falta añadir más leche, hazlo).
- Vierte esta leche resultante en una cacerola y añade la avena y la rama de canela. Cocínalo a fuego bajo hasta que quede una textura cremosa.
- Una vez lista la crema, retira la rama de canela.
- Repártelo en cuencos y decóralo con láminas de melocotón crudo o a la plancha, pistachos picados y canela espolvoreada.
- Sirve frío o caliente.

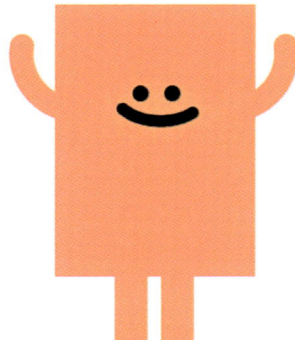

BROCHETAS DE MELOCOTÓN Y TOFU MARINADO

Ingredientes

Brochetas:

- 400 g de tofu
- 2 melocotones
- 3 c. s. de tamari
- 1 limón
- 1 naranja
- 1 c. p. de jengibre rallado
- Pimienta negra
- Sal marina
- AOVE.

Aliño:

- 1 c. s. de tamari o salsa de soja
- 1 c. s. de agua filtrada
- 3 c. s. de aceite de oliva
- 1 c. s. de sirope de agave o miel.

Elaboración

Aliño:

- Pon todos los ingredientes en un bol excepto el aceite y remueve muy bien con las varillas.
- Seguidamente, ve echando el aceite a modo de hilo sin dejar de remover.

Brochetas:

- Agrega en un bol el jengibre rallado, la ralladura de limón y de la naranja y el zumo de cada cítrico.
- Corta a cuadrados el tofu y échalos dentro del bol y añade el tamari, la sal y la pimienta negra. Déjalo macerar un mínimo de tres horas.
- Pela y deshuesa los melocotones y córtalos en cuartos.
- Escurre el tofu y saltéalo.
- En la misma sartén, sella el melocotón.
- Deja enfriar el tofu y el melocotón para poderlos ensartar en los palillos largos de la brocheta.
- Sirve en una cama de espinacas baby con el aliño.

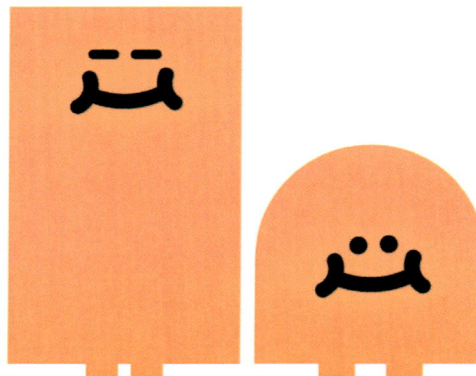

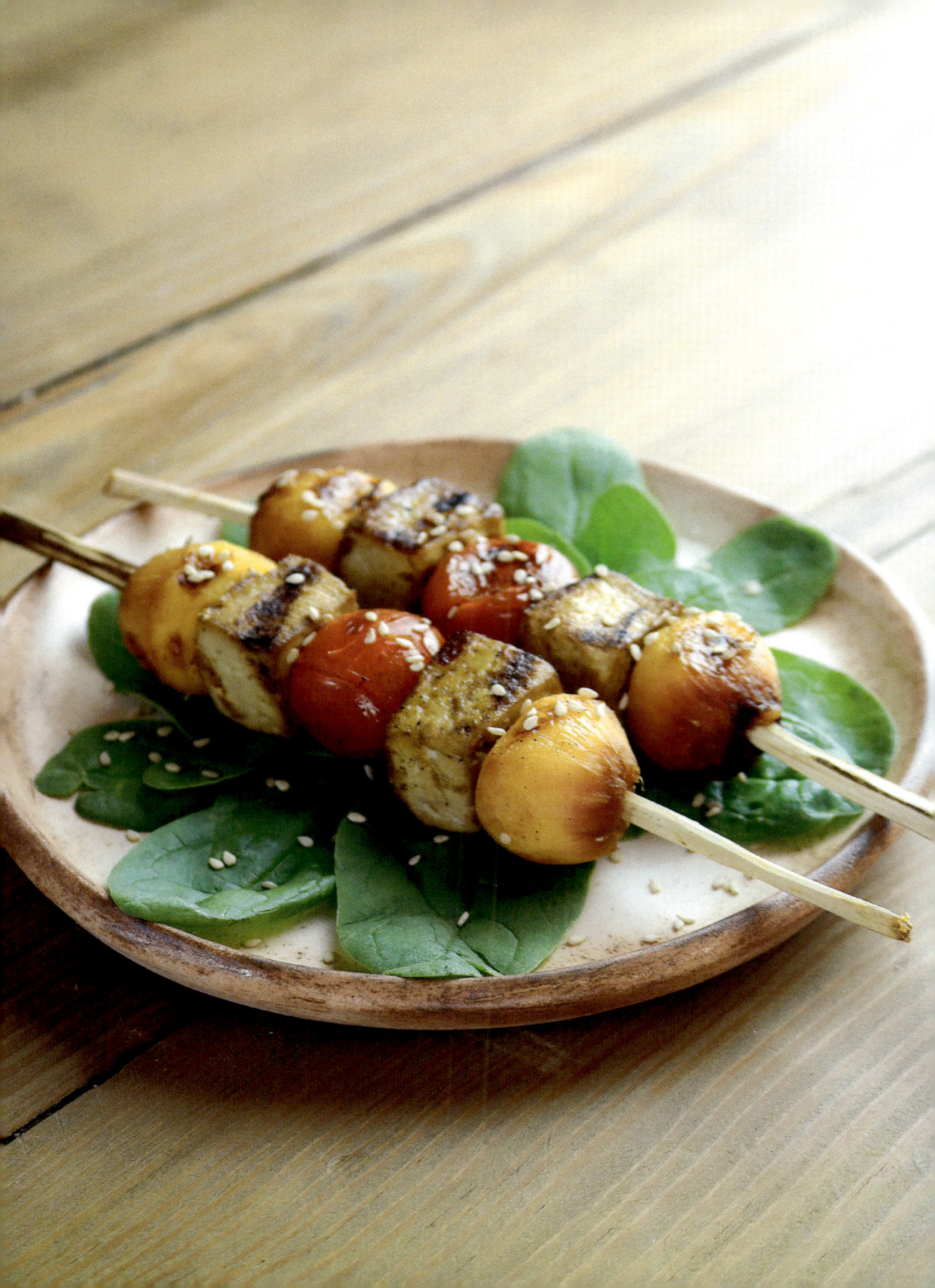

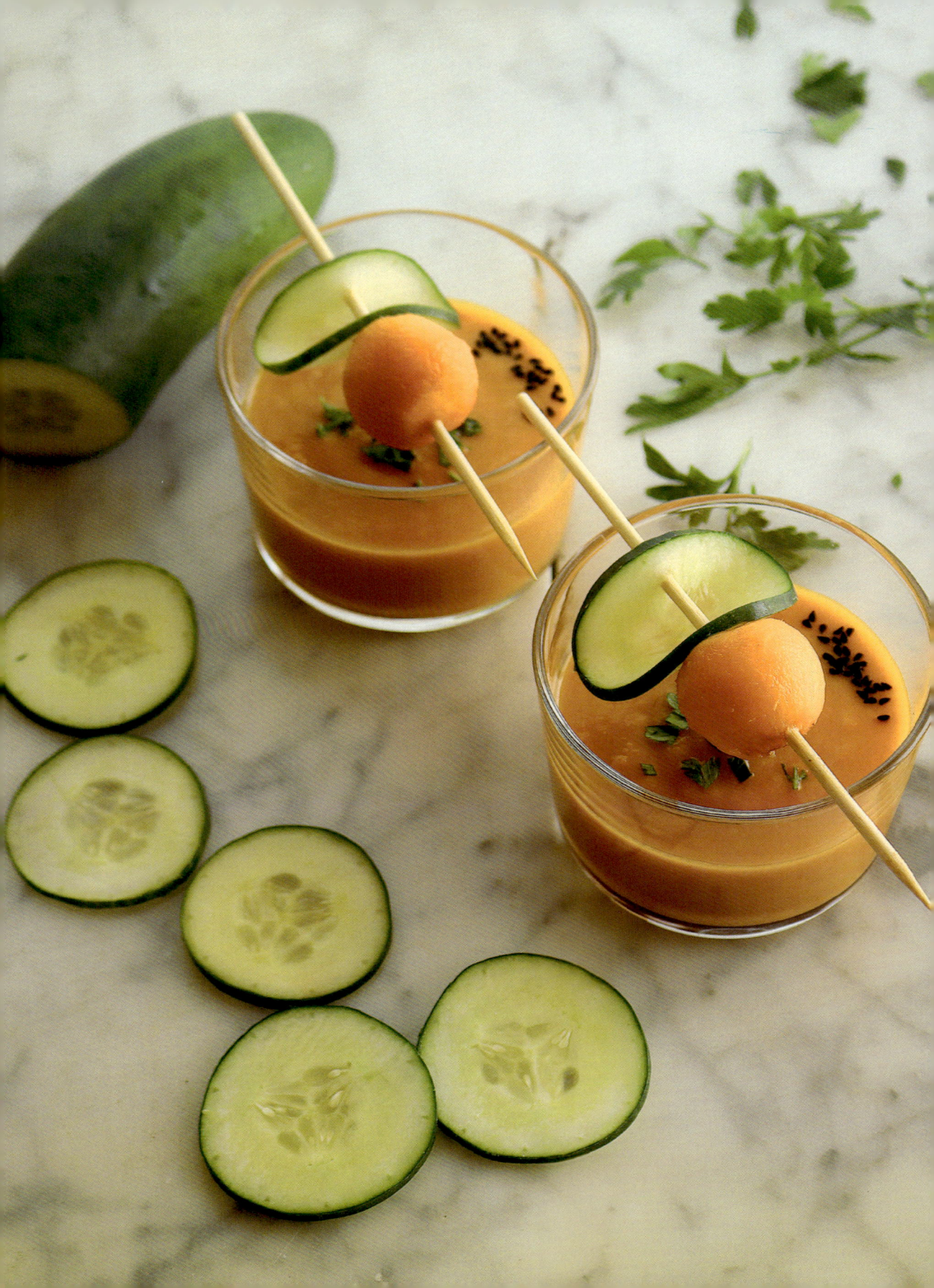

GAZPACHO DE MELOCOTÓN

Ingredientes

- 4 melocotones
- 2 tomates
- 1 puerro
- 1 pepino
- ½ pimiento rojo
- 1 diente de ajo
- 1 c. s. de vinagre de manzana
- 2 c. s. de AOVE
- Sal marina.

Elaboración

- Pela y deshuesa el melocotón.
- Lava y trocea los tomates, el pepino y el pimiento rojo.
- Limpia el puerro, quédate solo con la parte blanca y trocéala.
- Pica el ajo.
- Pon las verduras, los melocotones, el vinagre y la sal en una batidora y tritúralo todo.
- Ve echando, mientras se tritura todo, un chorrito de aceite lentamente, de esa manera quedará la crema más emulsionada.
- Sirve con una brocheta de melocotón y pepino o perejil picado.

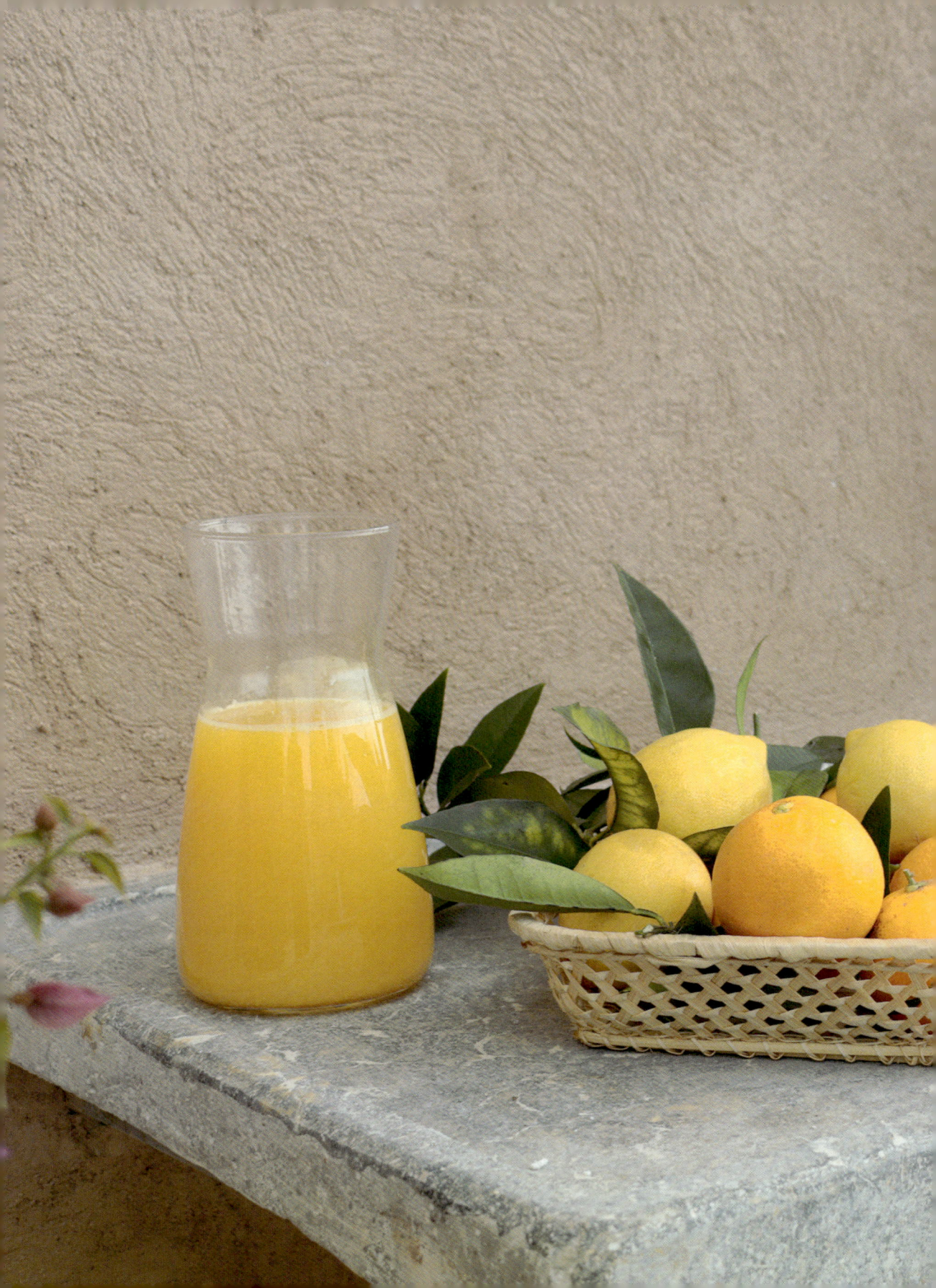

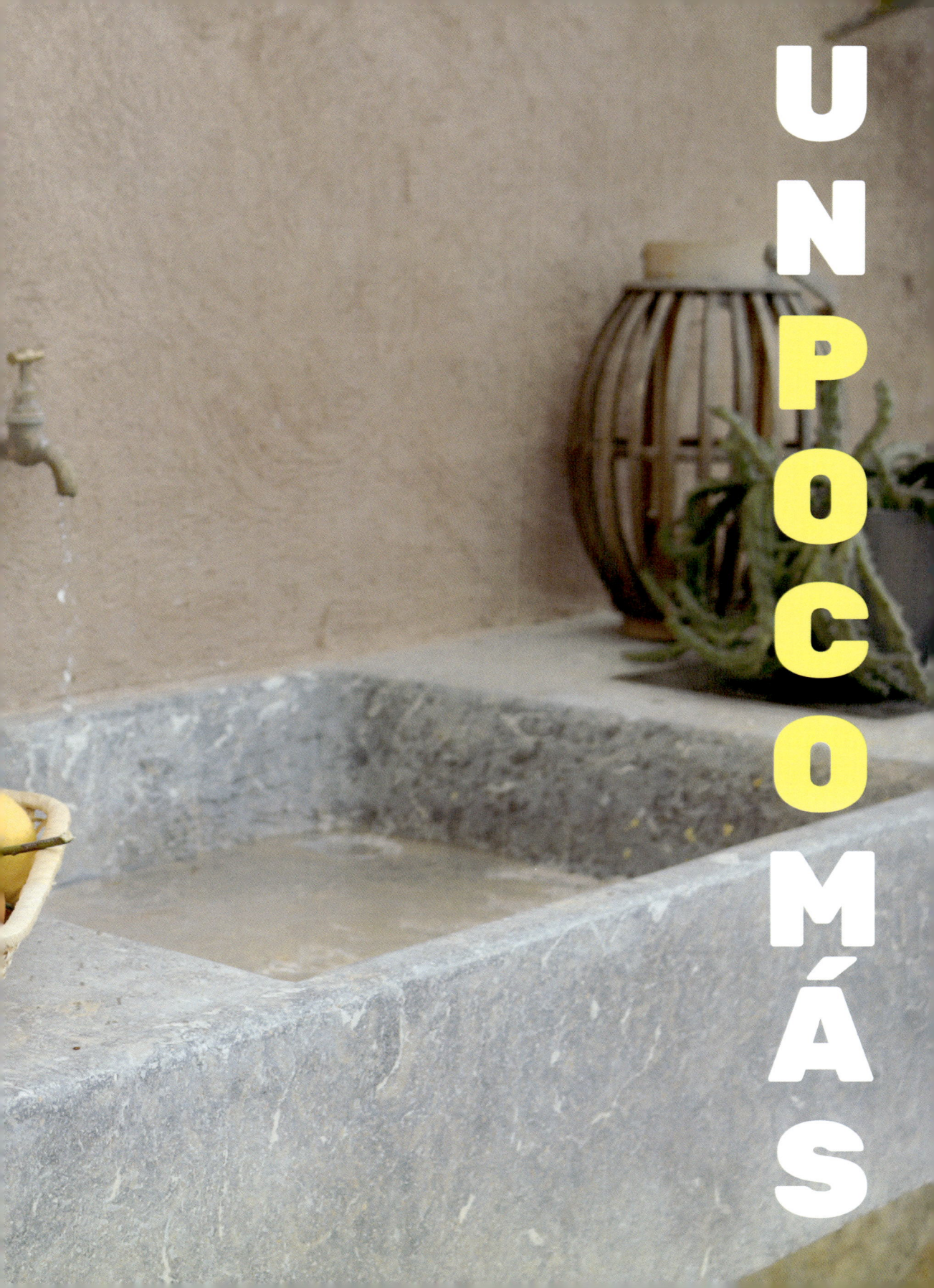

UN POCO MÁS

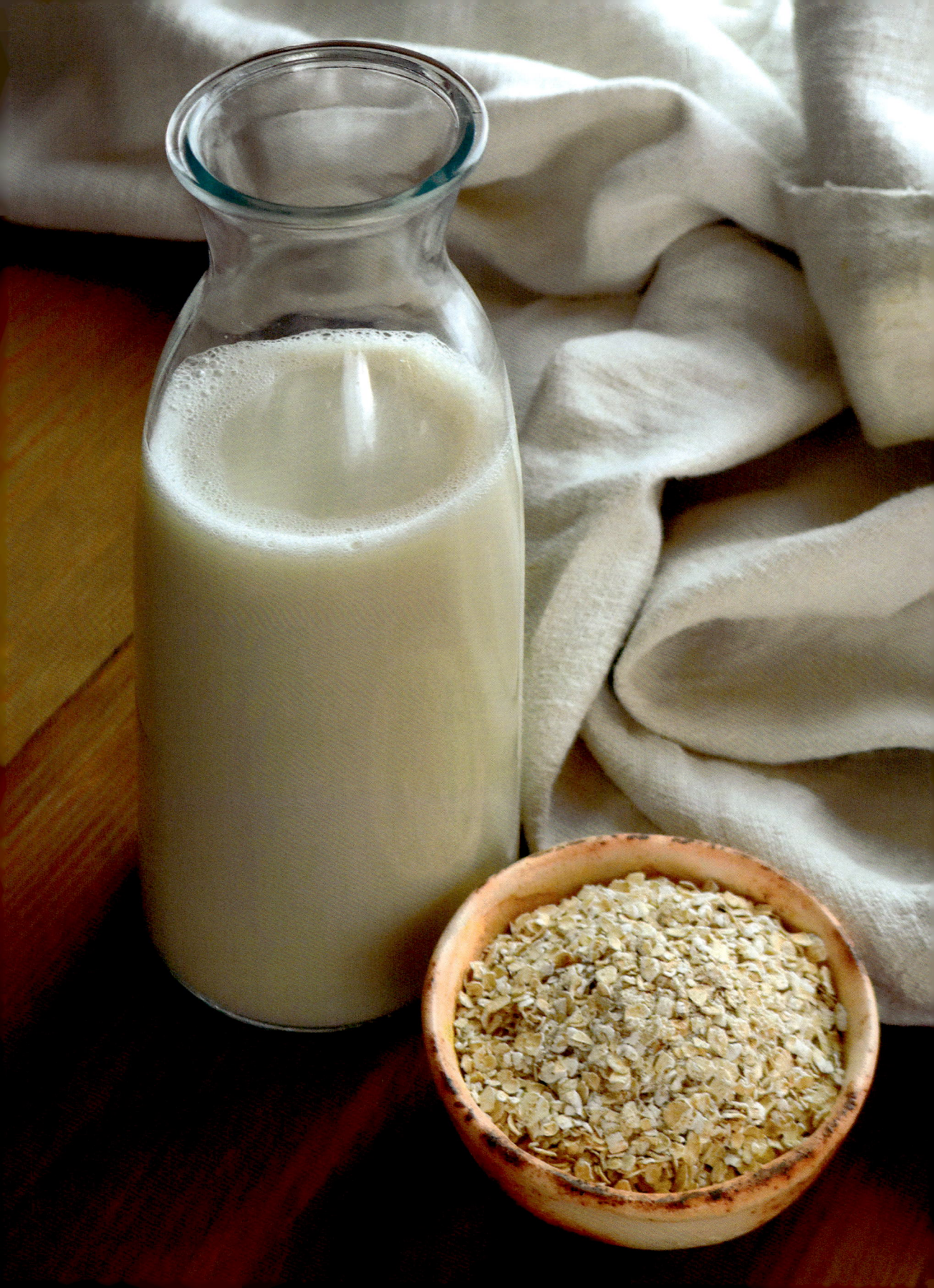

LECHE DE AVENA

Ingredientes:

- 3 tazas de copos de avena
- 1 c. p. de semillas de sésamo o 1 c. p. de tahini sin tostar (opcional)
- 1 pizca de canela
- 1 dátil Medjool (opcional)
- 850 ml de agua filtrada

RECUERDA: Esta leche te durará unos 3 días en la nevera y la tendrás que agitar antes de tomar, porque en reposo te quedará un poso en el fondo.

Elaboración:

- Deja los copos de avena en remojo mínimo 1 hora.
- Escurre la avena en un colador.
- Pon la avena, las semillas de sésamo (o el tahini), el dátil sin hueso previamente hidratado, la pizca de canela y el agua mineral en una batidora y bate unos minutos.
- Cuela el resultado en una bolsa de filtrado para leches vegetales o en una gasa y exprime hasta sacar todo el líquido (guarda el residuo que te queda en la bolsa, tendrás una harina para hacer pan o algún postre).

CREMA DE CHOCOLATE PARA UNTAR

Ingredientes:

● 200 g de almendra cruda
● 150 g de chocolate negro para fundir
● 100 ml de leche de almendras
● 3 c. s. de sirope de agave, arce o miel
● 1 c. s. de aceite de coco.

Elaboración:

● Deja en remojo un par de horas las almendras, lávalas y escúrrelas.
● Tritúralas en un procesador hasta conseguir una pasta fina.
● A continuación, funde el chocolate al baño maría.
● Mezcla en un bol el chocolate fundido con la pasta de almendras, el sirope y el aceite de coco con unas varillas (o también puedes pasarlo de nuevo por el procesador para que te quede una crema más uniforme).
● Déjalo reposar en la nevera.

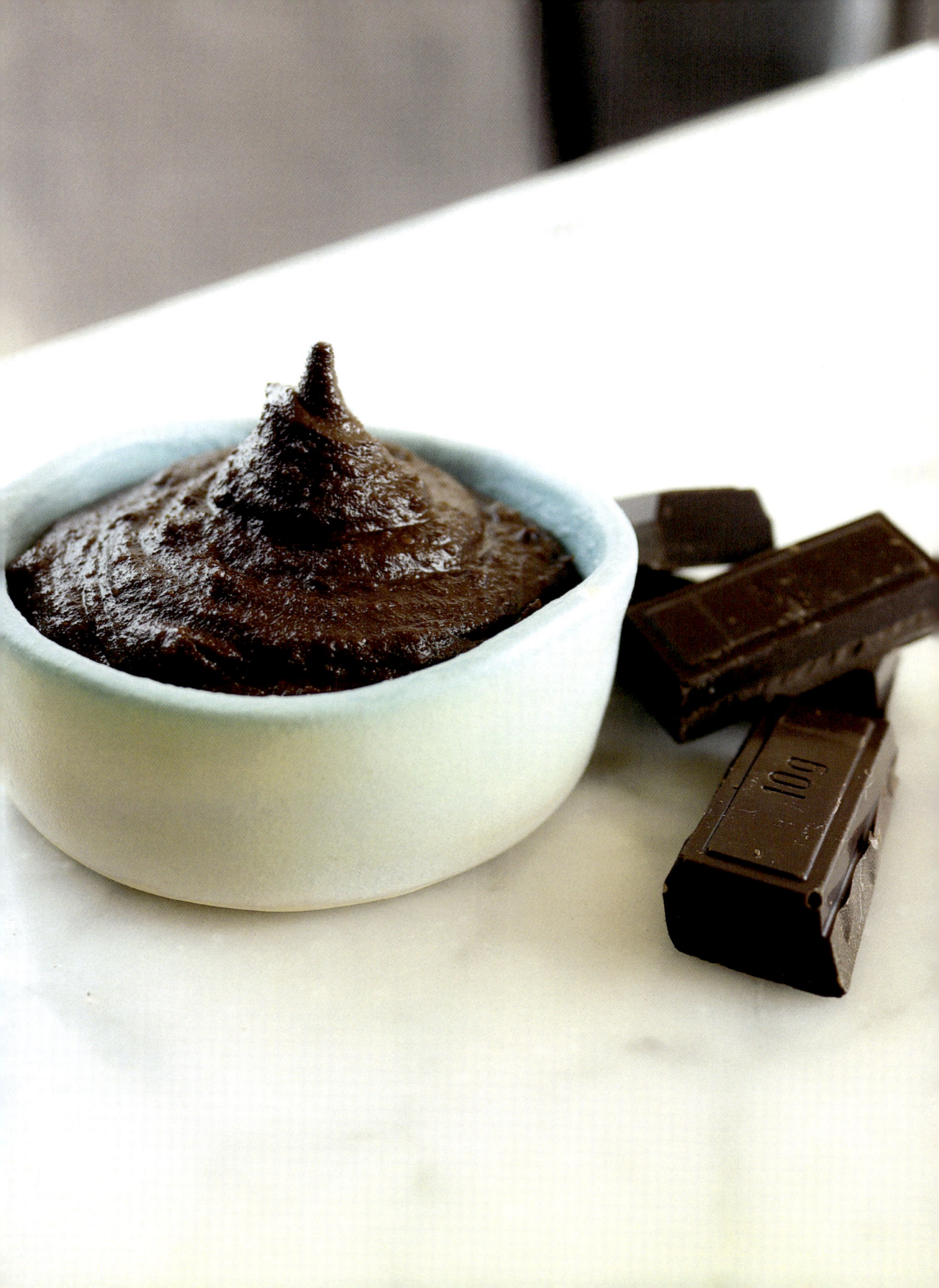

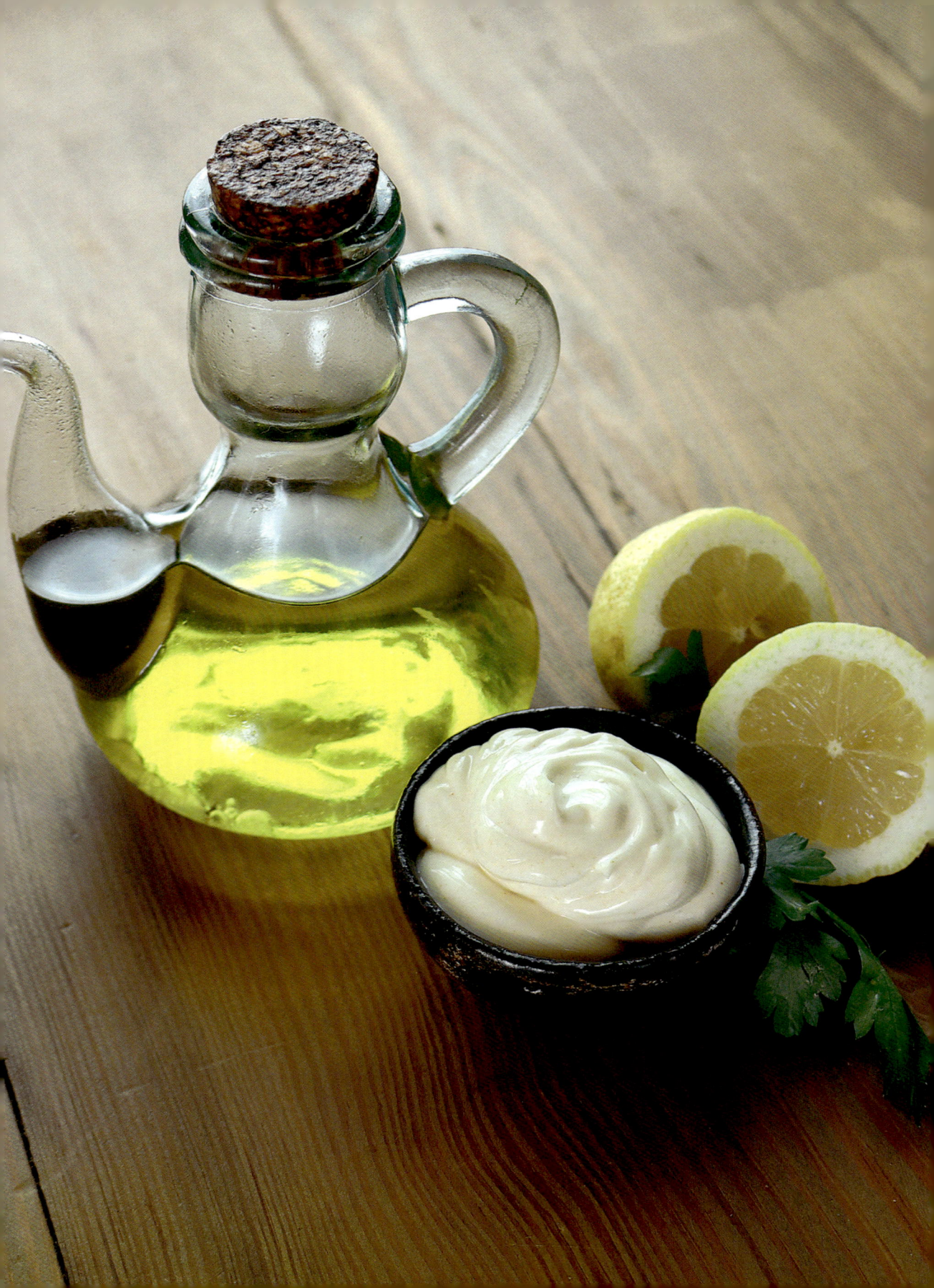

VEGANESA

Ingredientes:

● 100 ml de leche de soja (sin endulzar) o de almendras
● 200 ml de AOVE
● 2 c. s. de zumo de limón
● ½ c. p. de sal
● ½ c. p. de cúrcuma.

Elaboración:

● Echa la leche en un vaso batidor y bate hasta formar una espuma.
● Añade poco a poco el aceite en forma de hilo sin mover la batidora del fondo para que vaya emulsionando.
● Añade el zumo de limón hasta obtener una salsa cremosa.
● Por último, agrega la sal y la cúrcuma y sigue batiendo (moviendo la batidora de arriba abajo) hasta tener la textura deseada.

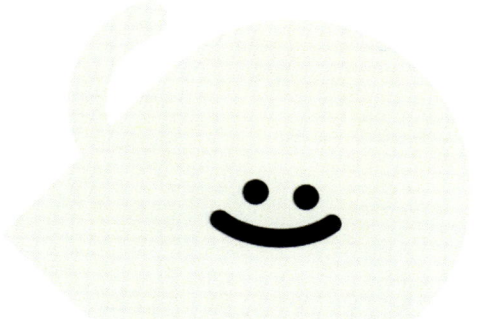

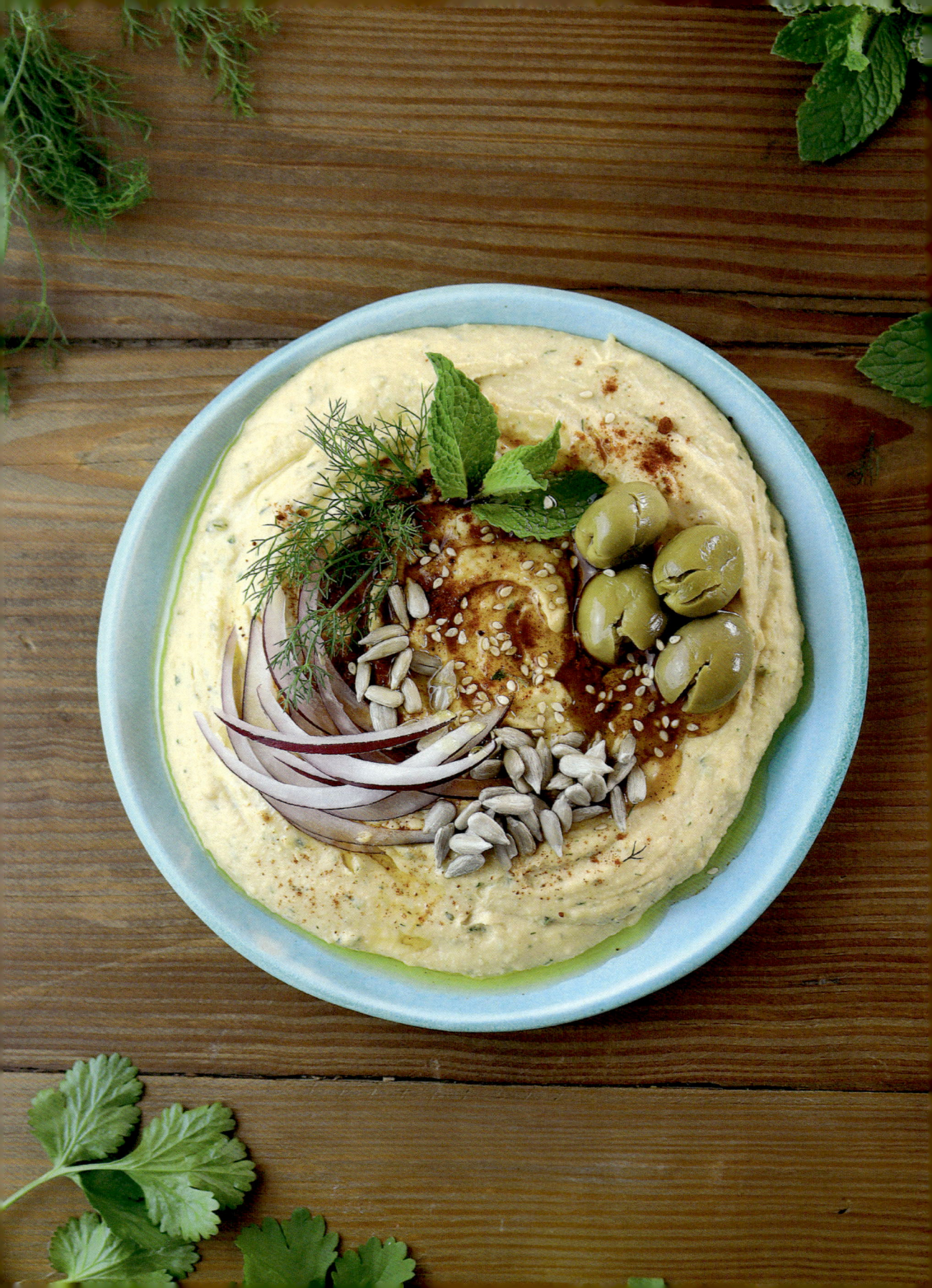

HUMMUS A LAS "FRESCAS HIERBAS"

Ingredientes:

● 2 tazas de garbanzos cocidos

● 3 c. s. de zumo de limón

● 3 c. s. de tahini

● 1 c. s. de agua

● 1 diente de ajo pequeño

● 75 g de perejil fresco

● 75 g de cilantro fresco

● 75 g de hierbabuena fresca

● 50 g de hinojo fresco

● 1 c. p. rasa de pimentón rojo dulce

● 1 c. p. rasa de comino

● Sal

● Aceitunas

● 2 c. s. de AOVE (y un poco más para emplatar).

Elaboración:

● En una batidora potente, pon todos los ingredientes, excepto las hierbas frescas.

● Bátelo hasta que te quede una crema grumosa y agrega las hierbas frescas. Sigue batiendo para que todo se integre.

● Sírvelo en un plato llano y espolvoréalo con pimentón dulce, añade un buen chorro de aceite y decora con hojas de las hierbas frescas, unas pipas de calabaza o girasol y unas aceitunas partidas o alcaparras.

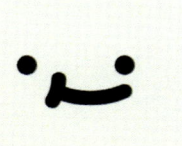

< ¿Qué es un hummus?

Es un plato cremoso árabe y simplemente significa 'garbanzo'.

PATÉ DE TOMATES SECOS

Ingredientes:

● 200 g de tomate seco
● 50 g de almendras crudas picadas
● 2 c. p. de tap de Cortí (u otro pimentón rojo)
● ½ c. p. de pimienta negra
● 7 c. s. de AOVE
● ½ ajo (opcional)
● Sal marina.

Elaboración:

● Deja hidratar los tomates secos durante, mínimo, una hora.
● Escúrrelos y ponlos en el procesador de alimentos junto a las almendras picadas, el pimentón, la sal, el ajo, la pimienta negra y el aceite de oliva.
● Bate hasta que te quede una masa bien fina. Si ves que te cuesta triturar, añade un poco del agua sobrante de hidratar los tomates.

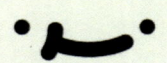

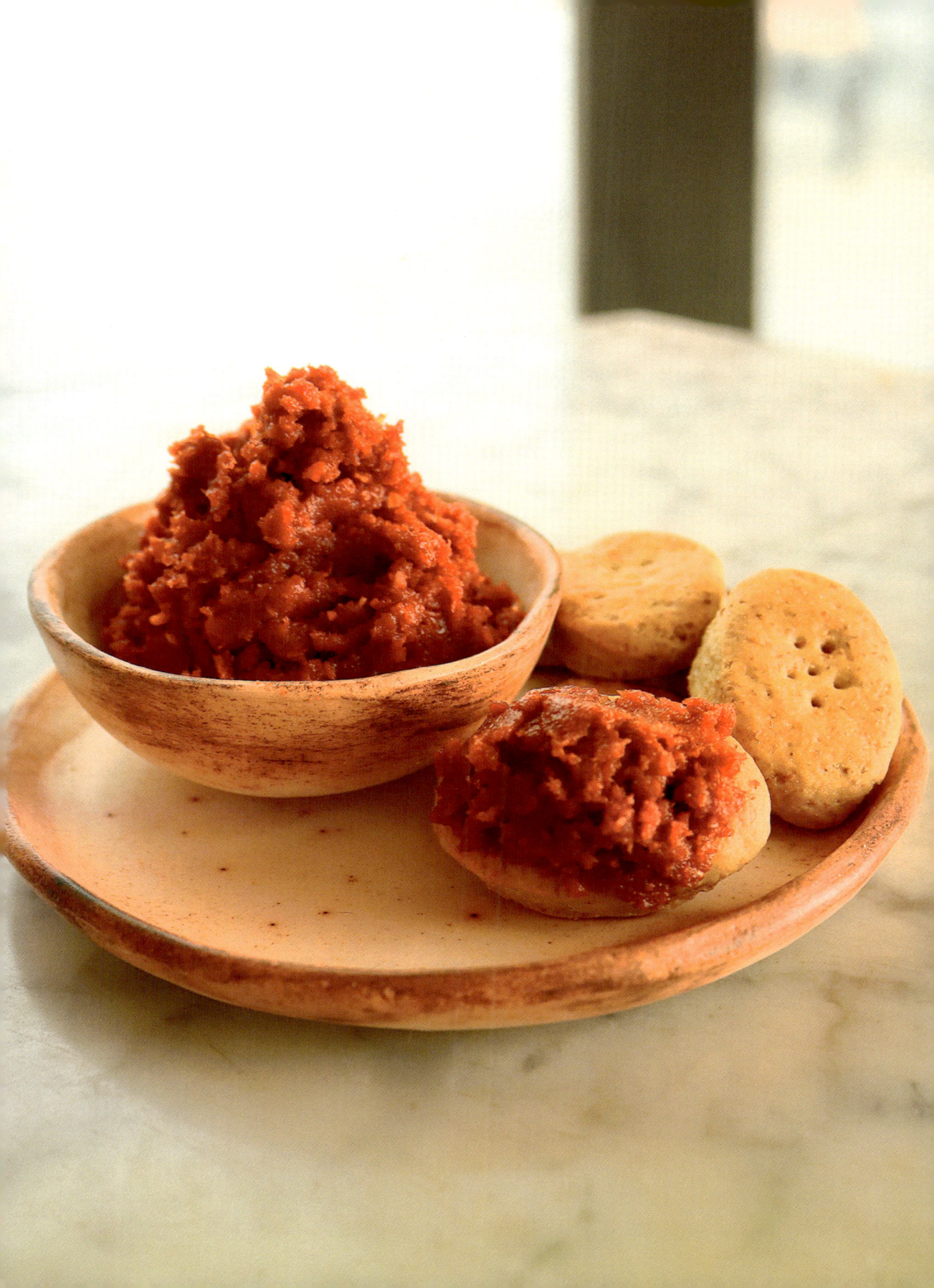

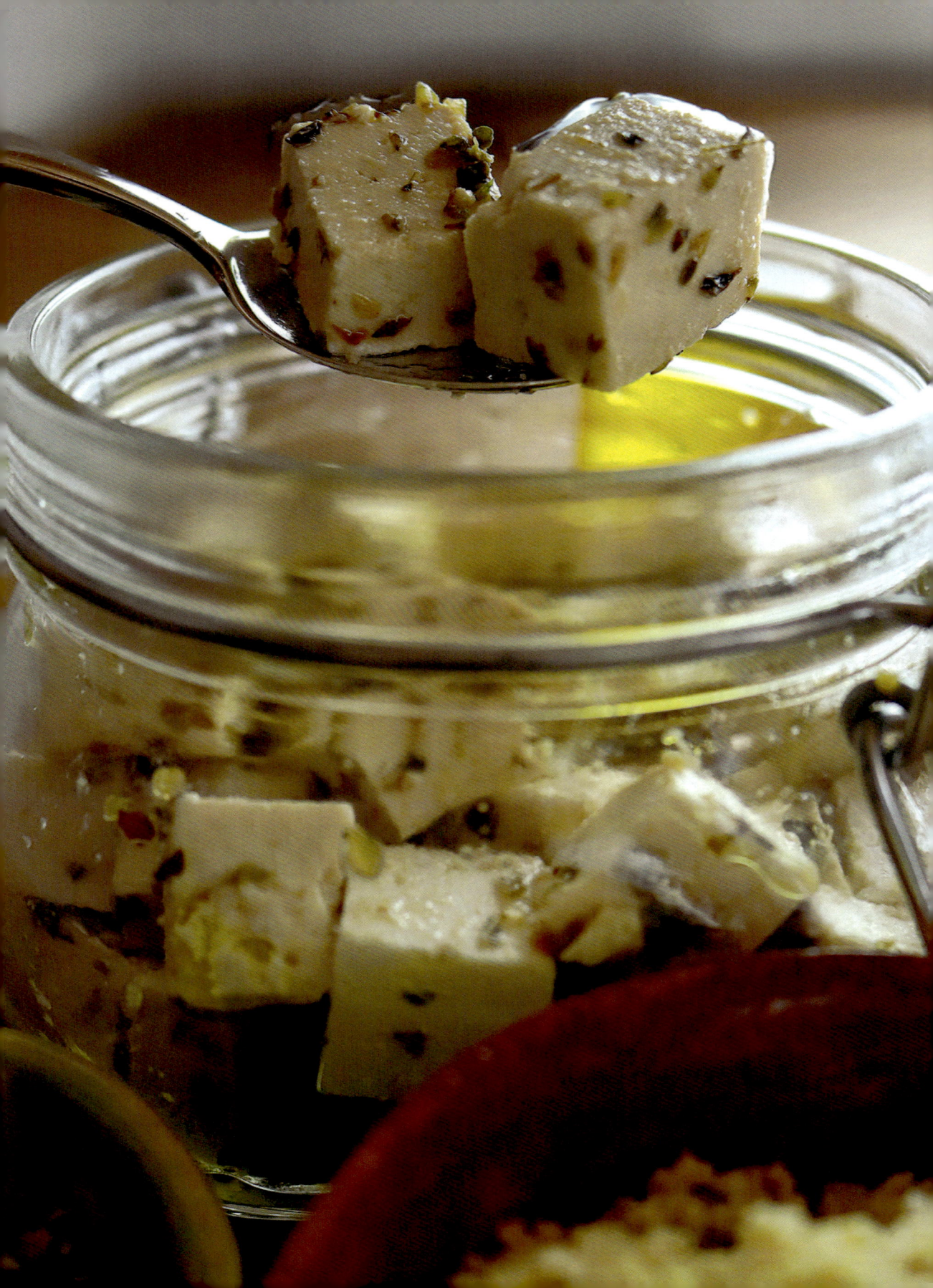

QUESO FETA DE TOFU

Ingredientes:

- 200 g de tofu seda
- Orégano seco
- 4 c. s. de zumo de limón
- 4 c. s. de AOVE
- 1 c. p. de vinagre de manzana
- 1 c. s. de levadura nutricional
- Sal

Elaboración:

- Seca el bloque de tofu y córtalo en cuadraditos.
- Pon el aceite, el vinagre, el limón, la sal y el orégano en un bol.
- Agrega los dados, remueve con cuidado y déjalos reposar mínimo 4 o 5 horas (si lo dejas más tiempo, mejor).

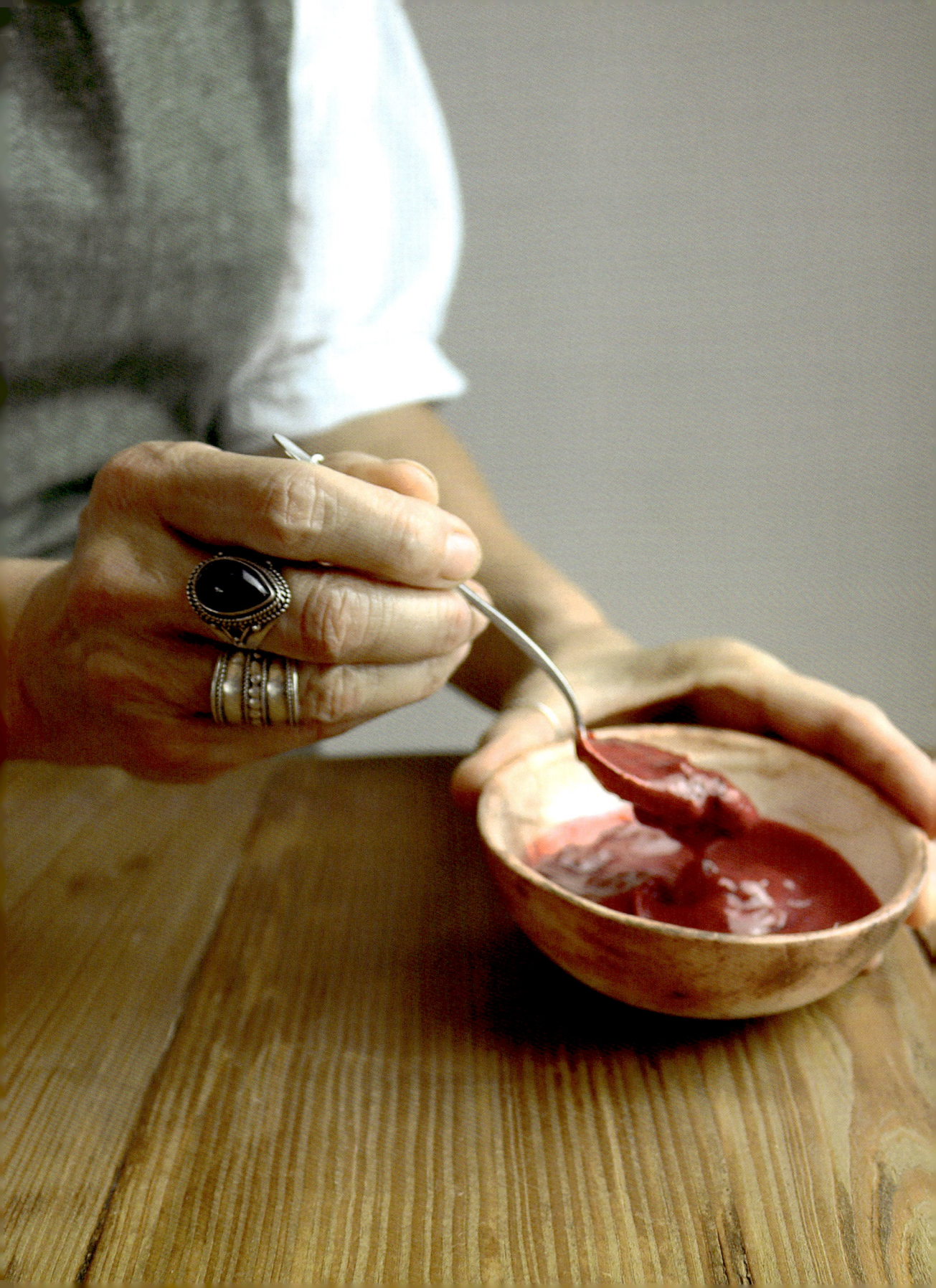

VINAGRETA DE FRUTOS ROJOS

Ingredientes:

- 1 c. s. de vinagre de manzana
- 3 c. s. de AOVE
- 1 c. s. de sirope de agave o miel
- ½ taza de frutos rojos.

Elaboración:

Pon todos los ingredientes (excepto el aceite, que lo iras echando a modo de hilo para que se vaya emulsionando la mezcla) en una batidora y bate.

ALIÑO DE MOSTAZA Y NARANJA

Ingredientes:

● Mostaza de Dijon al gusto
● 2 c. s. de zumo de naranja
● 1 c. p. de tahini
● 1 c. s. de AOVE
● 2 c. s. de vinagre de manzana
● 1 c. s. de sirope de arce.

Elaboración:

Pon el zumo de naranja, el vinagre de manzana, el sirope de arce, el tahini y la mostaza de Dijon en un bol y mezcla con varillas (hasta que se integren todos los ingredientes) mientras vas echando el aceite a modo de hilo.

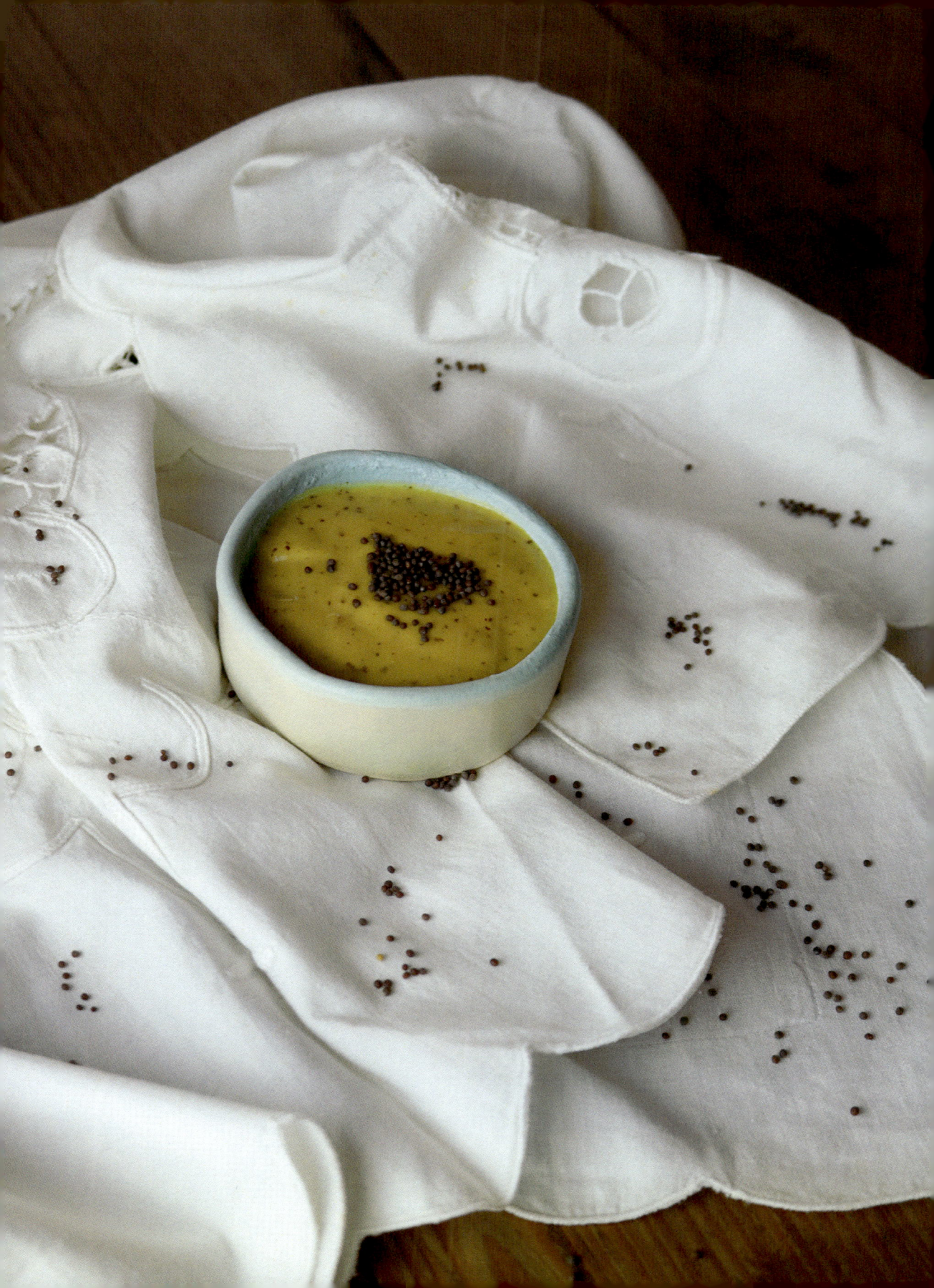

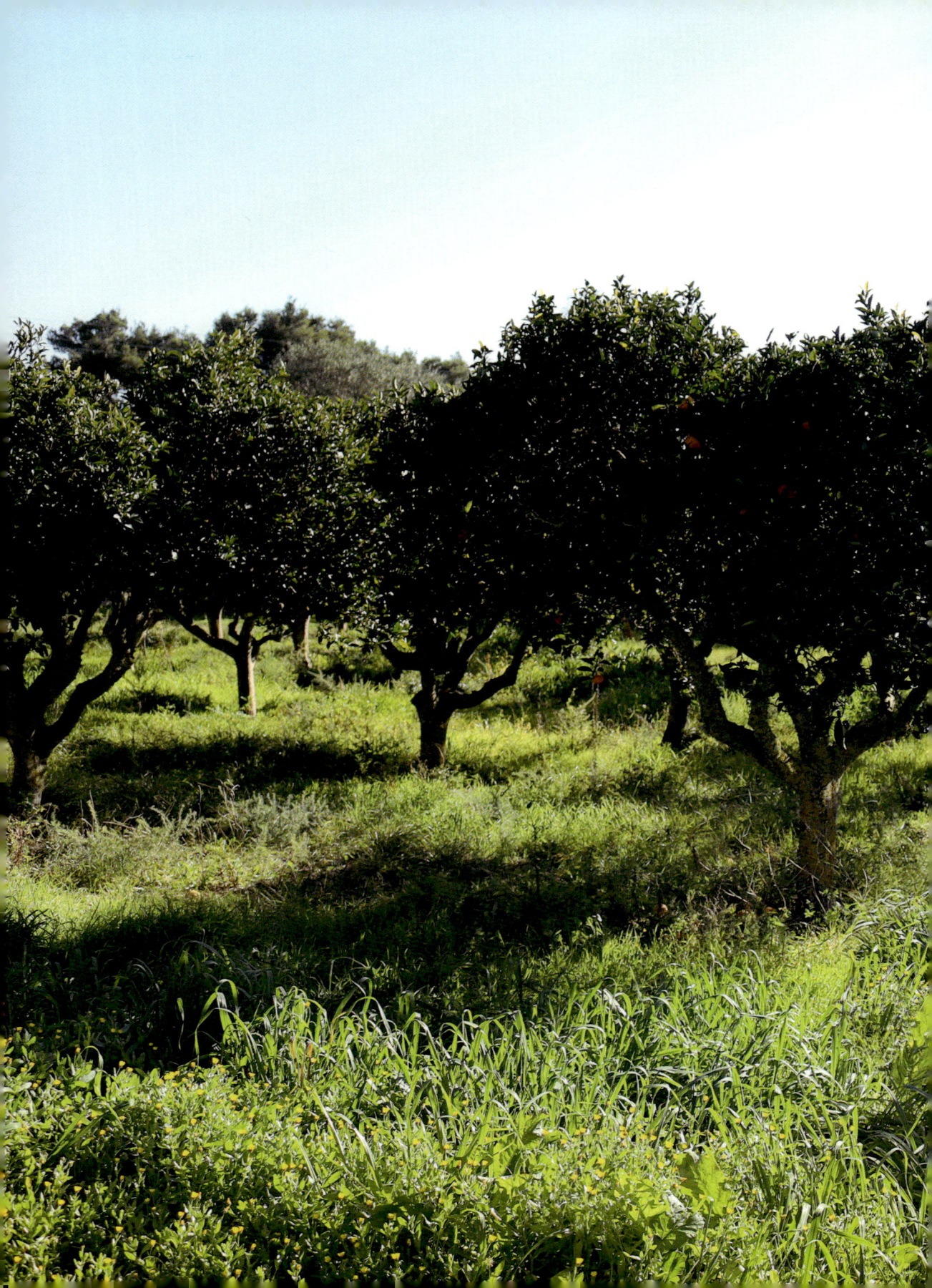

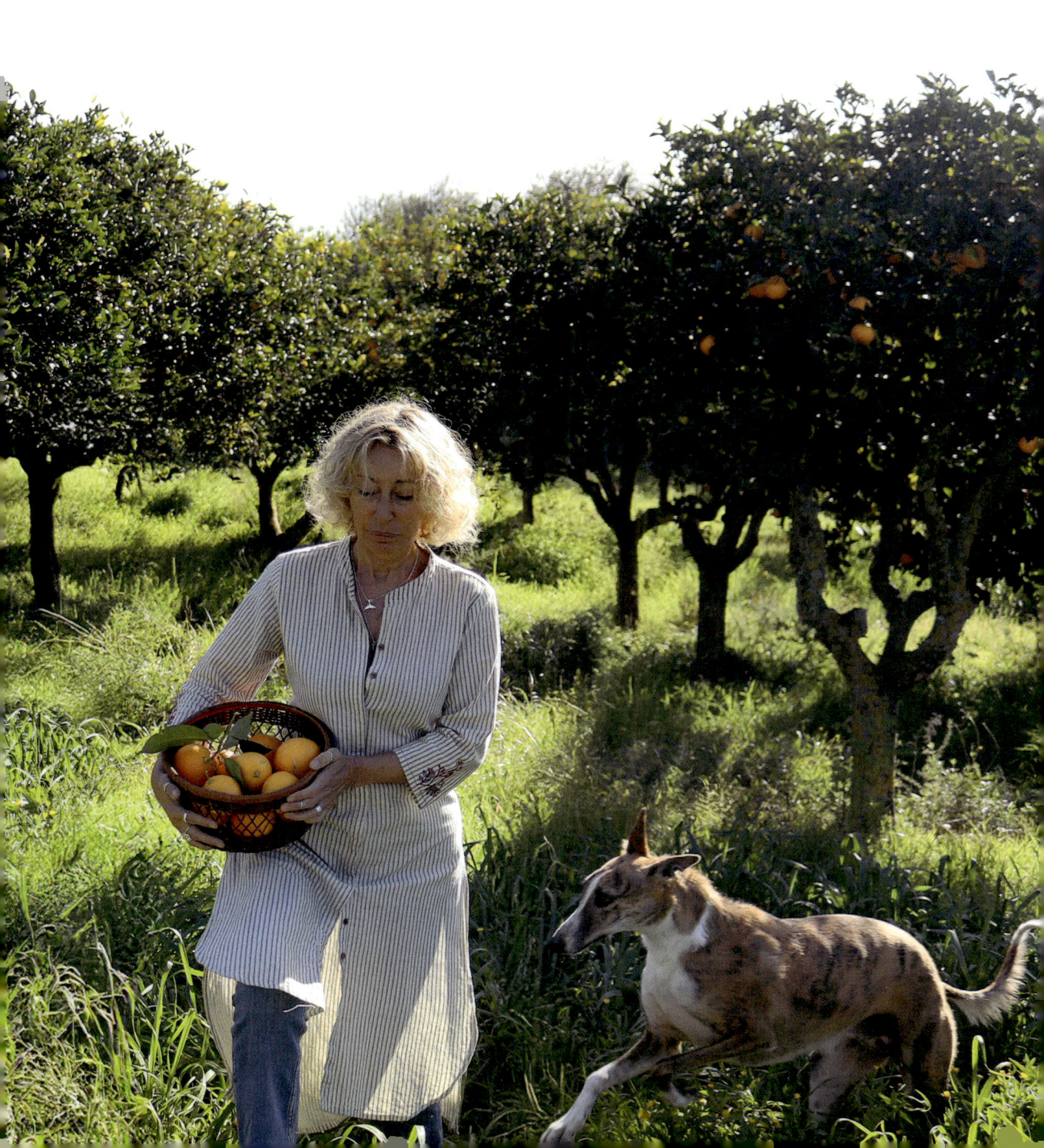

AGRADECIMIENTOS

Escribir un libro es una tarea emocionante y desafiante que requiere del apoyo y la colaboración de muchas personas. Quiero dedicar esta sección a agradecer a todos aquellos que han hecho posible que este libro sea una realidad.

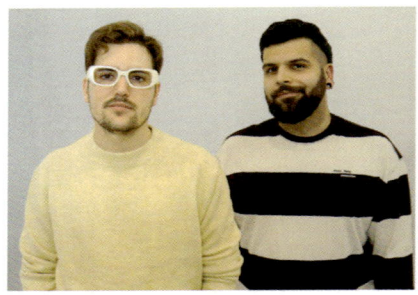

En primer lugar, deseo expresar mi agradecimiento a **Marc** y **Aleix**, mi equipo de comunicación, **Grupo Fantome**. Vuestra dedicación, vuestro ingenio y vuestro compromiso han sido fundamentales para llevar a cabo la producción de este proyecto.

Gracias por creer en mi trabajo y por vuestro valioso apoyo en todo momento y por tantas horas compartiendo las recetas que iba elaborando y vosotros detrás de la cámara inmortalizando cada uno de los platos.

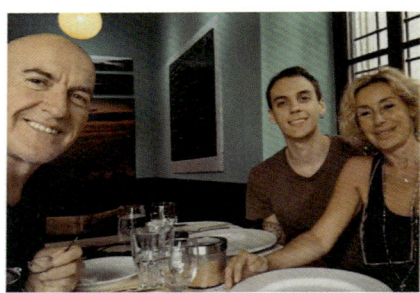

También quiero agradecer a mi familia, especialmente a mi marido **Fernando** y a mi hijo **Adrià** por vuestro amor incondicional y constante apoyo. Sin vuestra comprensión y paciencia, este libro no habría sido posible. Gracias por estar.

Quiero hacer una mención especial a **Margalida Juan**, la talentosa artista y amiga que ha creado la hermosa vajilla de platos que aparecen en las fotografías de este libro.
Tu trabajo ha añadido un toque de belleza y originalidad a esta obra, y estoy muy agradecida por su colaboración.

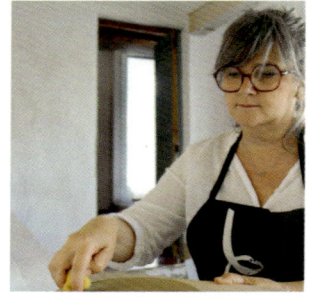

A **Yoai**, mi amiga, que has supervisado con experiencia periodística esta obra.

A la **Dra. Olalla Otero** por ser tan generosa en tus consejos científicos.

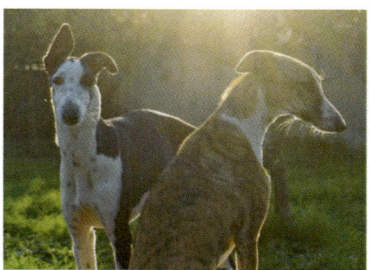 Mis perras y mis gatos son parte de mi familia y, por lo tanto, no puedo dejar de agradecerles por estar siempre a mi lado durante tantas horas de compañía mientras escribía y entre caricias y caricias surgían las ideas. Son alegría en mi vida.

A **Albert Tomàs** de "**A S'estudi**" por su apoyo en la composición durante la etapa final de la maquetación de este libro.

Finalmente, quiero dar las gracias de todo corazón a mi gran amiga, **Mercedes Milá**. Tu apoyo, tu visión y tu experiencia han sido fundamentales para hacer realidad este proyecto. Gracias por creer en mí, por brindarme tu ayuda y por poner tu cabeza y tu alma en este libro.

A todos mis amigos que no os puedo nombrar uno por uno porque debería ampliar unas páginas más de este libro. Sois tantos y tan buenos que soy muy afortunada de teneros.

Y a ti, **Guillermo**, que en una de nuestras conversaciones pusimos sobre la mesa nuestros sueños y nos prometimos que juntos los llevaríamos a cabo, has sido mi fuerza cuando me ha fallado y lo seguirás siendo desde donde estés. Jamás te olvidaré.

Espero que este libro sea de vuestro agrado y que os brinde momentos de reflexión, conciencia y emoción y que lo disfrutéis tanto como yo al escribirlo.

Y ahora... **¡Vamos, a comer se ha dicho!**

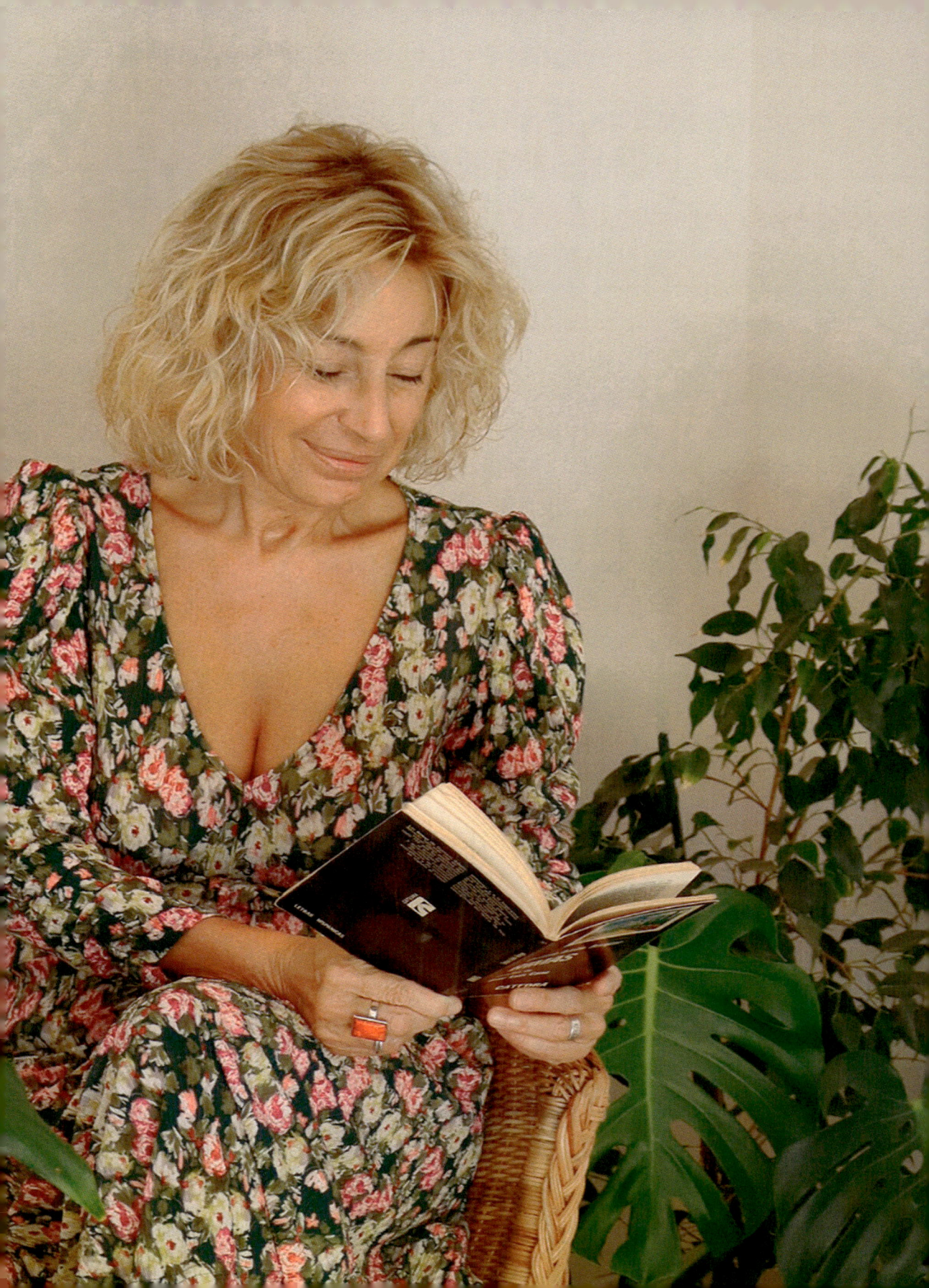

MIS FUENTES DE INSPIRACIÓN

Libros:

● *El revolucionario mundo de los probióticos,* **DRA. OLALLA OTERO**

● *¡Es la microbiota, idiota!,* **DRA. SARI ARPONEN**

● *El sistema inmunitario ha salido del armario,* **DRA. SARI ARPONEN**

● *Transforma tu salud,* **XEVI VERDAGUER**

● *El universo microbiota,* **DRA. SILVIA GÓMEZ SENENT**

● *Atención con la inflamación,* **DRA. GABRIELA POCOVÍ**

● *Dime qué comes y te diré qué bacterias tienes,* **BLANCA GARCÍA-OREA HARO**

● *La revolución de la glucosa,* **JESSI INCHAUSPE**

● *Un intestino feliz,* **DRA. DE LA PUERTA**

● *Hijos de la adversidad,* **ANTONIO VALENZUELA**

● *Cuida tus bacterias prehistóricas,* **MARIANA ARÓSTEGUI**

● *Fitness revolucionario,* **MARCOS VÁZQUEZ GARCÍA**

● *El segundo cerebro,* **MIGUEL ÁNGEL ALMODÓVAR**

● *El poder del metabolismo,* **FRANK SUÁREZ**

● *Alimenta tu salud con comida real,* **DRA. MÍRIAM RUÍZ**

● *Si no quieres pastillas, toma decisiones,* **DAVID VARGAS BARRIENTOS**

● *El equilibrio a través de la alimentación,* **DRA. OLGA CUEVAS FERNÁNDEZ**

● *Estamos rodeados,* **JORGE LABORDA**

● *La revolución de la glucosa,* **JESSIE INCHAUSPE**

● *¿Por qué me duele la tripa?,* **ÁNGELA QUINTAS**

● *VitaminaDos,* **M. H. BASCUÑA**

● *El método come sano, vive sano,* **LAURA JORGE**

- *Otra alimentación es posible*, **JULIA JIMÉNEZ**
- *La ciencia de la alimentación*, **RHIANNON LAMBERT**
- *Más vegetales, menos animales*, **JULIO BASULTO y JUANJO CÁCERES**
- *Vegetarianos con ciencia*, **LUCÍA MARTÍNEZ ARGÜELLES**
- *Especias curativas*, **DR. BHARAT B. AGGARWAL**
- *Cocina ecológica*, **LISA CASAL**
- *Alimentación sostenible*, **TOM HUNT**
- *Cocina botánica*, **CARLOTA PEREGO**
- *Mi cocina vegana*, **DELICIOUSLY ELLA**
- *Zero Waste*, **ALLY VISPO**
- *Verduras sin límites*, **JOSÉ ANDRÉS**
- *Verdupedia*, **RODRIGO DE LA CALLE**
- *Healthy kitchen*, **XAVIER PELLICER**
- *Sabores*, **OTTOLENGHI**
- *Exuberancia*, **OTTOLENGHI**
- *Hazana*, **PAOLA GAVIN**
- *Oriente*, **MEERA SODHA**
- *Vegetariano flexible*, **JO PRATT**
- *Vegano sencillo*, **RITA SERRANO**
- *Biotiful moments*, **CHLOE SUCRÉE**
- *Soul Spices*, **ANJALINA CHUGANI**
- *Cocina india vegana*, **RICHA HINGLE**
- *Biblia vegetariana* **(INTEGRAL)**
- *¿Qué pasa con la nutrición?*, **AITOR SÁNCHEZ**
- *Cuando el cuerpo se revela*, **MARÍA REAL CAPELL**

Documentales:
- Earthlings *(2005)*
- La última hora *(2007)*
- Comprar, tirar, comprar *(2010)*
- Océanos *(2009)*
- Plastic planet *(2009)*
- Food Inc. *(2008)*
- Cowspiracy *(2014)*
- Diez mil millones *(2015)*
- Before the flood *(2016)*
- Una verdad muy incómoda *(2017)*
- A plastic ocean *(2016)*
- Antes que sea tarde *(2016)*
- Nuestro planeta *(2019)*
- Mañana *(2015)*
- Vivir 100 años: Los secretos de las zonas azules *(2023)*

Webs:
- Greenpeace: www.greenpeace.org
- Eco cuina: www.ecocuina.org
- WWF: www.wwf.it
- Wasted food: www.wastedfood.com
- Asociación Española de Agricultura y Conservación de Suelos Vivos: www.agriculturadeconservacion.org
- Coordinadora Estatal de Comercio Justo: www.comerciojusto.org
- Sociedad Española de Agricultura Ecológica: www.agroecologica.net
- ONU programa del medioambiente: www.unep.org
- Comisión Nacional para el Conocimiento y uso de la Biodiversidad: www.biodiversidad.gob.mx
- National Geographic: www.nationalgeographic. c.om
- Amigos de la tierra internacional: www.foei.org
- Ecoembes: www.ecoembes.com
- OXFAM INTERMON: https://blog.oxfamintermon.org/alimentacion-ecologica-para-la-salud/
- Sociedad Española de Nutrición: www.sennutricion.org
- FAO alimentación y agricultura sostenibles: www.fao.org
- OMS: www.oms.org

Estudios:

● (estudio 1):

https://www.elsevier.es/es-revista-gastroenterologia-hepatologia-14-articulo-microbiota-intestinal-salud-S0210570521000583?referer=buscador

● (estudio 2):

https://www.fda.gov/radiation-emitting-products/resources-you-radiation-emitting-products/microwave-oven-radiation

● (estudio 3):

https://www.ncbi.nlm.nih.gov/pmc/articles/PMC3924457/

● (estudio 4):

Chemical changes during microwave treatment of milk

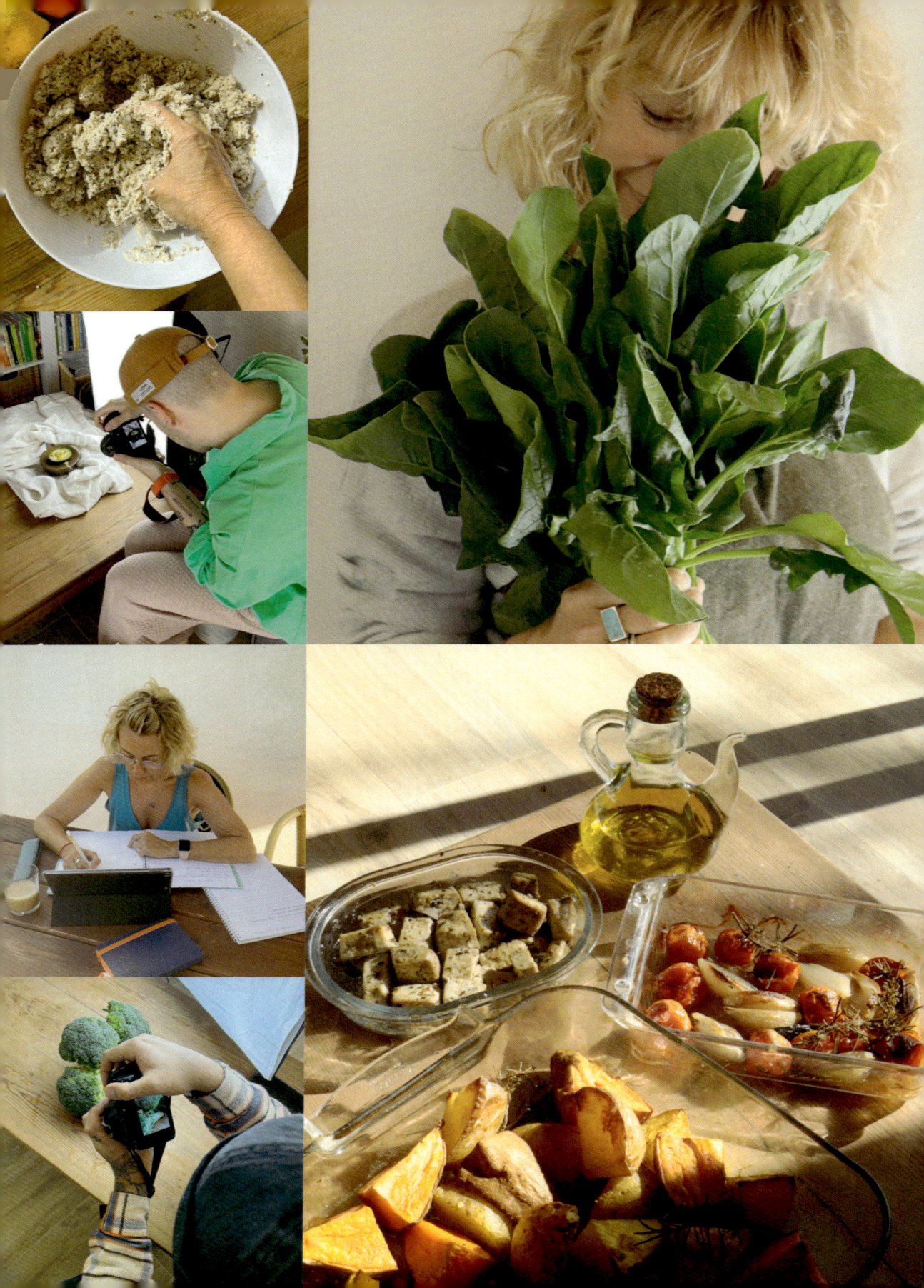

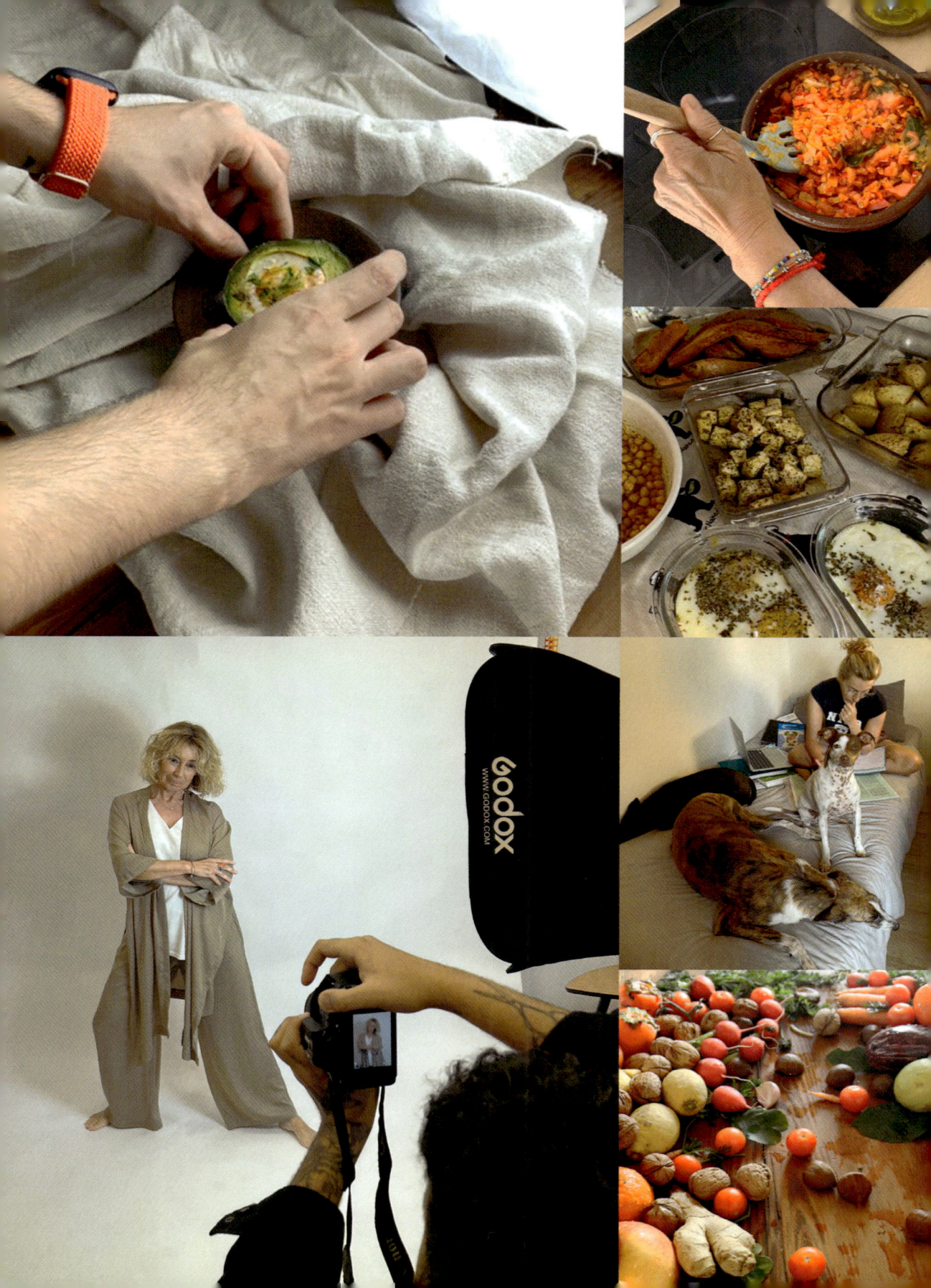

A COMER SE HA DICHO

CATI PALOU

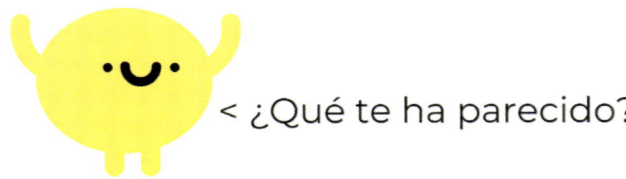 < ¿Qué te ha parecido?